Collana a cura di
Carlo Caltagirone
Carmela Razzano
Fondazione Santa Lucia, IRCCS, Roma

Springer

Milano
Berlin
Heidelberg
New York
Barcelona
Hong Kong
London
Paris
Singapore
Tokyo

P. Anchisi • M. Febbo • A. Sapuppo • P. Vicenza

Il disordine fonologico nel bambino con disturbi del linguaggio

ESERCIZIARIO

Prefazione a cura di
Letizia Sabbadini

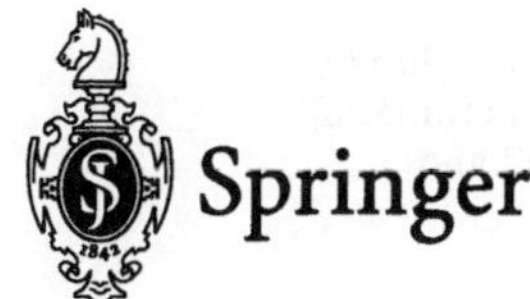

PAOLA ANCHISI
MARIANGELA FEBBO
ANNA SAPUPPO
PATRIZIA VICENZA
Azienda A.S.L.
Servizio di Recupero e Riabilitazione Funzionale ASL 5 (Logopedia)
Via Martiri XXX Aprile, 30
10093 Collegno (Torino)

Prefazione a cura di:
LETIZIA SABBADINI
Collab. Istituto di Psicologia, CNR
e Docente del Corso D.U. di Logopedia, Università "Tor Vergata"
Fondazione Santa Lucia, IRCCS
Roma

Disegni a cura di Lorenzo Bassi

Springer-Verlag Italia
una società del gruppo BertelsmannSpringer Science+Business Media GmbH

http://www.springer.it

© Springer-Verlag Italia, Milano 2001

ISBN 88-470-0147-1

Progetto grafico della copertina: Simona Colombo
Fotocomposizione: Photolife, Vimodrone (Milano)
Stampa: Centro Grafico Ambrosiano, Milano

SPIN: 10834451

A Davide, Denise, Giulio.
Smarriti in un bosco impenetrabile ma con il
coraggio, la forza di volontà e la fantasia di
far tesoro dei sassolini bianchi che sono
riusciti a trovare.

Prefazione alla collana

Nell'ultimo decennio gli operatori della riabilitazione cognitiva hanno potuto constatare come l'intensificarsi degli studi e delle attività di ricerca abbiano portato a nuove ed importanti acquisizioni. Ciò ha offerto la possibilità di adottare tecniche riabilitative sempre più efficaci, idonee e mirate.

L'idea di questa collana è nata dalla constatazione che, nella massa di testi che si sono scritti sulla materia, raramente sono stati pubblicati testi con il taglio del "manuale": chiare indicazioni, facile consultazione ed anche un contributo nella fase di pianificazione del progetto e nella realizzazione del programma riabilitativo.

La collana che qui presentiamo nasce con l'ambizione di rispondere a queste esigenze ed è diretta specificamente agli operatori logopedisti, ma si rivolge naturalmente a tutte le figure professionali componenti l'equipe riabilitativa: neurologi, neuropsicologi, psicologi, foniatri, fisioterapisti, insegnanti, ecc.

La spinta decisiva a realizzare questa collana è venuta dalla pluriennale esperienza didattica nelle Scuole di Formazione del Logopedista, istituite presso la Fondazione "Santa Lucia" - IRCCS di Roma. Soltanto raramente è stato possibile indicare o fornire agli allievi libri di testo contenenti gli insegnamenti sulle materie professionali, e questo sia a livello teorico che pratico.

Tutti gli autori presenti in questa raccolta hanno all'attivo anni di impegno didattico nell'insegnamento delle metodologie riabilitative per l'età evolutiva, adulta e geriatrica. Alcuni di essi hanno offerto anche un notevole contributo nelle più recenti sperimentazioni nel campo della valutazione e del trattamento dei deficit comunicativi. Nell'aderire a questo progetto editoriale essi non pretendono di poter colmare totalmente la lacuna, ma intendono soprattutto descrivere le metodologie riabilitative da essi attualmente praticate e i contenuti teorici del loro insegnamento.

I volumi che in questa collana sono specificamente dedicati alle metodologie e che, come si è detto, vogliono essere strumento di consultazione e di lavoro, conterranno soltanto brevi cenni teorici introduttivi sull'argomento: lo spazio più ampio verrà riservato alle proposte operative, fino all'indicazione degli "esercizi" da eseguire nelle sedute di terapia.

Gli argomenti che la collana intende trattare vanno dai disturbi dell'apprendimento dell'età evolutiva, all'afasia, alle disartrie, alle aprassie, ai disturbi percettivi, ai deficit attentivi e della memoria, ai disturbi comportamentali delle sindromi postcomatose, alle patologie foniatriche, alle ipoacusie, alla balbuzie, ai disturbi del calcolo, senza escludere la possibilità di poter trattare patologie meno frequenti (v. alcune forme di agnosia).

Anche la veste tipografica è stata ideata per rispondere agli scopi precedentemente menzionati; sono quindi previste in ogni volume illustrazioni, tabelle riassuntive, elenchi di materiale terapeutico che si alterneranno alla trattazione, in modo da semplificare la lettura e la consultazione.

Nella preparazione di questi volumi si è coltivata la speranza di essere utili anche a quella parte di pubblico interessata al problema, ma che non è costituita da operatori professionali e da specialisti.

Con ciò ci riferiamo ai familiari dei nostri pazienti e agli addetti all'assistenza che spesso fanno richiesta di poter approfondire con delle letture la conoscenza del problema, anche per poter contribuire più efficacemente alla riuscita del progetto riabilitativo.

Roma, giugno 2000

C. Caltagirone
C. Razzano
Fondazione Santa Lucia
Istituto di Ricerca e Cura a Carattere Scientifico

Prefazione al volume

Con il presente volume si è inteso raccogliere alcune esperienze di intervento su bambini con Disordine Fonologico secondo il progetto realizzato anche nel primo volume della stessa collana di Sabbadini e coll.

Alla base c'è stata soprattutto l'intenzione di poter realizzare un proficuo confronto sulla metodologia più valida da seguire in questi casi e valorizzare e mettere a disposizione di altri colleghi alcune idee e spunti di terapia.

Come già sottolineato nel precedente volume vogliamo però ribadire che irrinunciabile punto di partenza per qualsiasi tipo di intervento deve essere una valutazione sistematica del linguaggio, che dia un quadro preciso della situazione di partenza e che deve essere poi ripetuta nel corso del trattamento.

Una chiara definizione degli obiettivi a breve, medio e lungo termine, da porsi proprio per quel particolare bambino, con quelle caratteristiche particolari, consente infatti di intraprendere un lavoro davvero produttivo attraverso un progetto individualizzato e mirato.

Rimandiamo quindi ai capitoli del precedente volume e ai riferimenti in merito citati nella bibliografia per l'approfondimento relativo alla valutazione.

Solo dopo aver tenuto conto di questo principio, si potrà "attingere" alle esemplificazioni dei giochi e degli esercizi suggeriti sia in questo che nel precedente volume.

Rispetto a questo lavoro vogliamo sottolineare un aspetto particolarmente pregevole ed innovativo, ovvero il fatto che quasi tutti i giochi e gli esercizi raccolti sono studiati e programmati per piccoli gruppi di bambini.

Siamo perfettamente d'accordo con le colleghe sull'utilità di un lavoro in piccolo gruppo e sulle spinte motivazionali che esso comporta.

Riteniamo inoltre che questa modalità possa offrire validi spunti di lavoro anche per le insegnanti di scuola materna, al fine di sollecitare corrette "riflessioni" sugli aspetti linguistici e fonologici nei bambini prima del loro inserimento nella scuola dell'obbligo.

Alcuni giochi sono infatti utilissimi come base per l'apprendimento del sistema della letto-scrittura.

Roma, gennaio 2001   Letizia Sabbadini

Indice

Introduzione

Questo lavoro nasce dall'esperienza del servizio territoriale di logopedia di Collegno (TO), che da anni si occupa di disturbi specifici di linguaggio, ed è stato arricchito dal confronto con altri colleghi che hanno intrapreso la nostra strada, inciampato in analoghe difficoltà, ottenuto, come noi, dei riscontri positivi.

Il nostro iter formativo, iniziato parecchi anni fa grazie alla fiducia riposta in noi dalla Dott.ssa Anna Gai, allora unica Referente del Servizio, è stato in seguito incoraggiato e sostenuto dal Primario, il Dott. Albino Consoli, che ne ha permesso un percorso lungo e articolato.

A questo punto del cammino ci è sembrato utile presentare qualche esempio del nostro modo di intervenire, nella speranza che ciò possa essere di aiuto ad altri operatori. Soprattutto intendiamo fornire, a chi vorrà avvalersene, materiale pratico con cui sia possibile lavorare immediatamente e dal quale partire per approntarne dell'altro, dal momento che siamo consapevoli del tempo e della fatica che costruirsi il materiale operativo comporta.

Dall'esame dei dati emersi dalle valutazioni effettuate sui tanti bambini approdati al nostro servizio per un disturbo a prevalente componente fonetico-fonologica, abbiamo constatato che si possono rilevare sostanzialmente due situazioni:

- un inventario fonetico incompleto
- la persistenza di processi fonologici primitivi o la presenza di processi fonologici patologici.

Abbiamo verificato come non sia infrequente la coesistenza dei due tipi di disturbo, motivo per cui, una volta completato, con il trattamento logopedico, l'inventario del bambino, si deve poi affrontare il problema più prettamente fonologico.

Il nostro lavoro prevede tre diversi momenti: il *training percettivo, motorio* e *cognitivo-linguistico.*

I giochi e le attività che di seguito illustreremo sono pensati per bambini con un'età compresa da poco meno di 3 anni a 6 anni e oltre. Naturalmente le proposte vanno graduate (sia nella modalità che nella durata) a seconda dell'età e delle attitudini dei bambini ai quali ci si trova di fronte e che possono essere tranquilli, vivaci, timidi, aggressivi, consapevoli, confusi, chiusi in se stessi, a volte totalmente spersi in un oceano in movimento, senza un appiglio a cui aggrapparsi.

Noi prediligiamo il lavoro in piccolo gruppo (solitamente quattro al massimo cinque partecipanti con 2 logopedisti a condurre le sedute) in quanto decisamente più stimolante per i bambini e perché consente di "usare" davvero il linguaggio per interagire, instaurando rapporti anche con i pari e non solo con l'adulto. Questo rinforza anche la consapevolezza che parlare correttamente serve a farsi capire dagli altri senza possibilità di fraintendimento e non semplicemente a soddisfare le noiose e incomprensibili richieste dei "grandi".

Inoltre il poter verificare di persona che non si è il solo individuo al mondo a presentare quel tipo di problema attenua (nel bambino ma anche nei genitori) l'angoscia, la rabbia, la vergogna che spesso il "non saper parlare bene" scatena instaurando un circuito negativo da cui è difficile uscire.

I gruppi vengono formati tenendo conto dell'età, del tipo e dell'entità del disturbo, ma anche del carattere e delle modalità comportamentali. Vi sono poi situazioni di particolare gravità del disturbo e tali per cui il deficit linguistico sia andato a determinare dinamiche relazionali così alterate da rendere il trattamento di gruppo sconsigliabile o insufficiente: in questi casi esso andrà sostituito o affiancato da sedute individuali.

Naturalmente consideriamo fondamentale ai fini della buona riuscita della terapia il coinvolgimento della famiglia e, in caso di bambini scolarizzati, la collaborazione con gli insegnanti.

Quello che andiamo a proporre è un modello di intervento con precisi riferimenti teorici, ma mediato dalla nostra personale esperienza sul campo.

Ogni volta che riusciamo ad aiutare uno dei nostri bambini ad orientarsi in un universo che presenta pochi punti di riferimento e piani d'appoggio sdrucciolevoli, ci sentiamo come la fata Fai della filastrocca che segue e che abbiamo per loro inventato. Ci sembra che essa ben renda l'idea di quanto i bambini possano essere confusi.

Log. Paola Anchisi
Log. Mariangela Febbo
Log. Anna Sapuppo
Log. Patrizia Vicenza

FILASTROCCA

Su un pino lungo il fiume
c'è un nido fatto di piume
lungo il fiume c'è un sentiero
vi cammina il bambino Piero.
Quando delle parole lui fa uso
spesso rimane molto confuso
e se la /f/ o la /p/ deve adoperare
non sa proprio come fare.
In una tana c'è il topo Folletto
ma per Piero è il topo Polletto.
Se c'è poi il gatto Felino
Piero che fa? Gli tira un pelino.
Piero si mette sempre nei guai
e chiede aiuto alla fata Fai
che possiede una bacchetta fatata
ma per Piero è una bacchetta patata.
E per toglierlo dalla confusione
lo invita a bere una pozione
gli ricorda di chiamarsi Piero
e gli dice di andarne fiero.

Capitolo 1
Training percettivo

Il controllo articolatorio che sta alla base della corretta produzione dei fonemi dipende, non solo dallo sviluppo anatomico e neurofunzionale dell'apparato articolatorio, ma anche dalla capacità di percezione, elaborazione e memorizzazione dei tratti distintivi di ogni fonema.

L'allenamento percettivo deve essere effettuato con i suoni della lingua e va fatto contrapponendo il fonema "bersaglio" (cioè quello assente o instabile su cui si decide di intervenire) ad un altro fonema che può essere o quello che più frequentemente il bambino usa come sostituto o quello che, a seguito dell'analisi in tratti, si è rilevato come più efficace. L'uso della contrapposizione è un punto chiave di questo tipo di intervento e proprio qui ci sembra che stia la più significativa differenza con il classico trattamento delle dislalie, che invece non lo prevedeva.

L'obiettivo generale è inizialmente quello di allenare il bambino a percepire i fonemi bersaglio indipendentemente dalle parole in cui è abituato a sentirli. Per questo il training va effettuato utilizzando coppie di non-parole monosillabiche e/o bisillabiche la cui unica disuguaglianza sta nei due fonemi che si vuole contrapporre.

Prendiamo ad esempio Andrea, un bambino che non ha nel proprio inventario fonetico il fonema /f/. Decidiamo di contrapporre il fonema mancante /f/ al fonema /p/[1]. All'inizio del percorso riabilitativo utilizzeremo in contrapposizione non-parole bisillabiche CVCV costituite dalla duplicazione della stessa sillaba, quindi lavoreremo sulla contrapposizione /fafa/-/papa/. In seguito proporremo il fonema bersaglio in non-parole bisillabiche CVCV ove questo si trovi in posizione iniziale: /faka/-/paka/. Il training percettivo procederà poi proponendo il fonema bersaglio in posizione intervocalica in sillaba inversa VCCV, quin-

---

[1] Per comodità espositiva da qui in avanti si farà riferimento sempre allo stesso fonema bersaglio, anche se, ovviamente, le situazioni che si possono presentare sono molteplici.

di /affa/-/appa/. L'ultima configurazione da proporre in percezione è quella del fonema bersaglio in gruppo consonantico CCV in posizione iniziale /frapa/-/prapa/ o intervocalica /tafra/-/tapra/.

Riassumendo:

- la struttura CVCV con reduplicazione → /fafa/-/papa/[2]
- la struttura CVCV con il fonema bersaglio in posizione iniziale
  → /faka/-/paka/
- la struttura VCCV con il fonema bersaglio in posizione intervocalica
  → /affa/-/appa/
- la struttura CCVCV con il fonema bersaglio in posizione iniziale
  → /frapa/-/prapa/
- la struttura CVCCV con il fonema bersaglio in posizione mediana
  → /tafra/-/tapra/.

Il suddetto allenamento percettivo viene effettuato attraverso giochi (alcuni dei quali attinti dalla tradizione popolare e appositamente trasformati), che possono essere motori, grafici, di società. Costante, in tutti i giochi, è l'associazione delle non-parole stabilite ad uno specifico aspetto.

Perciò, ad esempio, ritornando al nostro bambino di prima, quando il logopedista gli dirà /fafa/ lui dovrà correre lungo un breve tragitto, quando dirà /papa/ dovrà fare un salto (Fig. 1.1).

Non sempre è necessario proporre tutte le configurazioni sillabiche da noi illustrate prima di passare agli altri training.

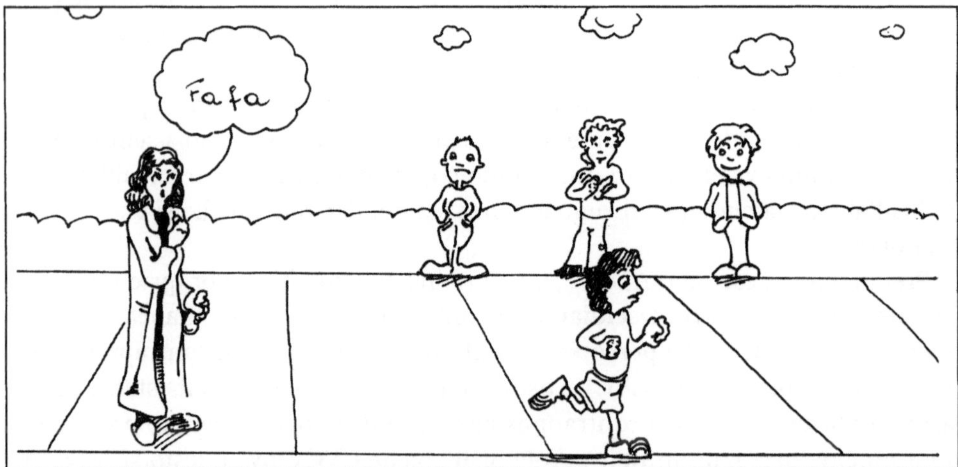

Figura 1.1.

---

[2] Anche se negli esempi viene sempre proposta la stessa vocale d'accompagnamento alla consonante, via via le vocali vanno sperimentate tutte quante, perché il bambino si abitui a tutti i contesti acustici nei quali il fonema bersaglio deve essere riconosciuto?

Per permettere ai bambini più grandi (dai cinque anni) di fare una verifica e giungere all'autocorrezione è bene accordarsi preventivamente con loro e associare le due non-parole prescelte ognuna ad un colore diverso e ad una prestazione diversa. Si decide, ad esempio, che /fafa/ corrisponde al colore rosso e /papa/ al colore blu. Quindi si mettono 10 gettoni rossi e 10 gettoni blu in un sacchetto di stoffa, affidando così la proposta alla casualità. Il logopedista estrae un gettone e, senza farlo vedere, dice la non-parola corrispondente. Quando estrae il gettone rosso dice, perciò, /fafa/ e il bambino, se ha percepito correttamente, deve correre. Se estrae il blu, dirà /papa/ e il bambino deve saltare. L'esecuzione corretta viene premiata.

Con i bambini più piccoli, per permettere loro una verifica tangibile dell'errore, si mettono nel sacchetto i disegni delle azioni, personaggi, situazioni, ecc. corrispondenti; riferendosi al suddetto esempio si metteranno quindi nel sacchetto 10 figure di un bimbo che corre e 10 figure di un bambino che salta. Quando il logopedista estrae, senza mostrarla, la figura del bambino che corre dice /fafa/ e il piccolo deve correre, quando estrae l'altra figura dice /papa/ e lui dovrà fare un salto. A questo punto si mostra la figura e se corrisponde all'azione compiuta gli si dà il premio.

Suggeriamo qui una serie di giochi ed attività sulla cui base è possibile pensarne e svilupparne altri così da mantenere viva l'attenzione dei bimbi pur lavorando sempre sugli stessi aspetti percettivi. Come già precedentemente segnalato abbiamo constatato che la terapia di gruppo risulta in genere più motivante e, quindi, produttiva. Per comodità espositiva nei giochi sotto riportati le non-parole impiegate saranno sempre "fafa" e "papa".

Giochi

Batti-Batti

Materiale occorrente

un sacchetto di stoffa
gettoni colorati o, in alternativa, figurine
rappresentanti le azioni richieste

Svolgimento
Quando il logopedista estrae il gettone o la figurina corrispondente a /fafa/ il bimbo di turno deve battere le mani, quando sente invece dire /papa/ deve battere i piedi.

Punteggio
Il bambino che esegue correttamente riceve un punto, al termine del gioco chi ha più punti viene proclamato vincitore.

Cosa facciamo?

Materiale occorrente

> un sacchetto di stoffa
> gettoni colorati o figurine
> cubetti di legno

Svolgimento

Quando il logopedista dice /fafa/ il bimbo di turno si alza e corre fino alla parete, quando il logopedista dice /papa/ il bambino aggiunge un cubetto ad una torre.

Punteggio

Chi esegue correttamente riceve un punto.

Quale prendiamo?

Materiale occorrente

> un sacchetto di stoffa
> gettoni colorati o figurine
> cubetti rossi e cubetti blu

Svolgimento

Se il logopedista dice /fafa/ chi è di turno prende un cubetto rosso, se la non-parola pronunciata è invece /papa/ il cubetto da prendere è blu.

Punteggio

Chi esegue correttamente riceve un punto.

Canestro

Materiale occorrente

> un sacchetto di stoffa
> gettoni colorati o figurine
> un canestro o cestino o scatola o secchio,...
> una palla rossa
> una palla blu

Svolgimento

Quando il logopedista estrae (sempre senza mostrarlo) il gettone rosso o la figurina rappresentante la palla rossa dice /fafa/ e chi è di turno deve indicare la palla rossa: se esegue correttamente prende la palla, si porta in un punto stabilito e prova a lanciarla nel canestro. Analogamente si procede con la palla blu se il logopedista ha pronunciato /papa/.

Punteggio

Questo gioco prevede un doppio punteggio, uno relativo al numero di compiti percettivi correttamente effettuati, l'altro al numero di canestri realizzati (Fig. 1.2).

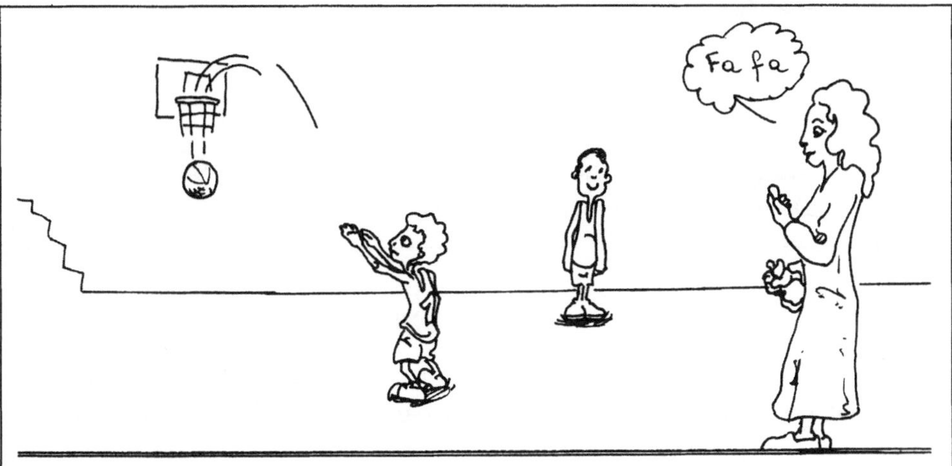

Figura 1.2.

Coloriamo

Materiale occorrente

un sacchetto di stoffa
gettoni colorati o figurine
schede con due serie di disegni diversi (una per
ogni partecipante)
pennarelli o matite colorate

Svolgimento

A seconda della non-parola detta dal terapista, chi è di turno deve colorare uno degli oggetti di una serie o dell'altra (Fig.1.3).

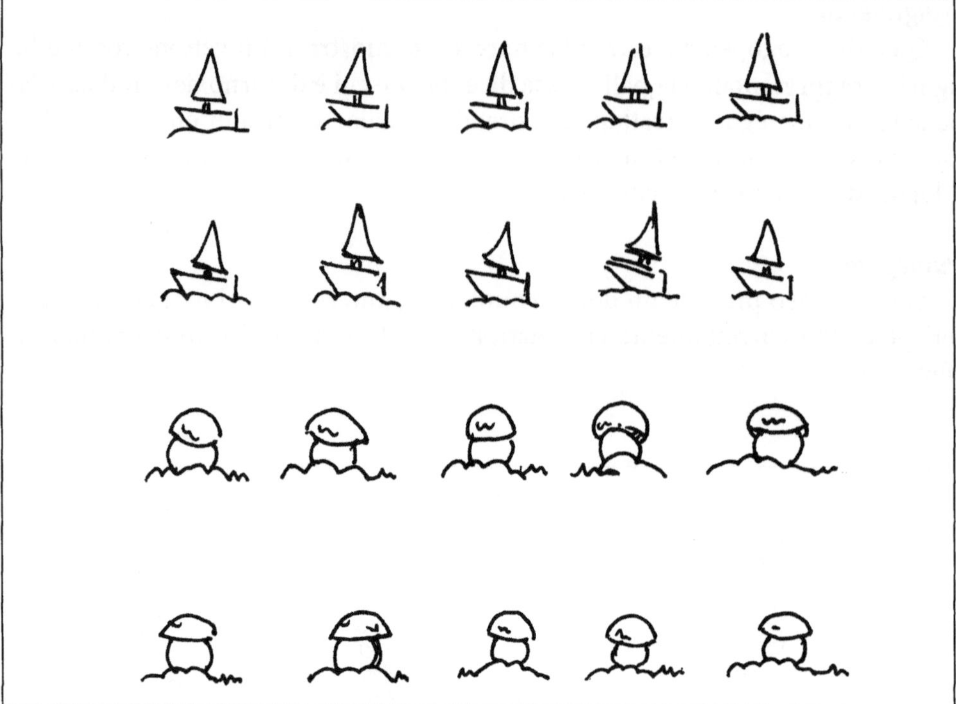

Figura 1.3.

Per facilitare i bambini si può aver cùra di scegliere oggetti il cui nome inizi con la sillaba o il fonema d'inizio della non-parola impiegata (per esempio farfalle per /fafa/, palette per /papa/).

Punteggio
Vince chi completa per primo la scheda. Naturalmente se il bambino indica una figura non corrispondente alla richiesta, non può colorare e passa il turno.

Regina reginella

Materiale occorrente

un sacchetto di stoffa
gettoni coloràti o figurine

Svolgimento
Il terapista, "la regina" che conduce il gioco, è ad una notevole distanza dai bambini che sono tutti allineati di fronte a lei. Dopo aver convenuto con i bambini sull'associazione colore-suono-animale (ad un certo colore corrisponde la

non-parola "papa" e un animale grande, all'altro colore corrisponde la non-parola "fafa" e un animale piccolo) la "regina" chiama il bambino di turno, pesca il gettone colorato, senza mostrarlo, e in base al colore gli dà la consegna (se, ad esempio pesca il gettone giallo dice "fai tot passi da fafa" dove per /fafa/ si è scelto la formica, se pesca il gettone blu dice "fai tot passi da papa" dove per /papa/ s'intende l'elefante). Vince il bambino che per primo arriva dalla "regina".

Gioco dell'oca

Materiale occorrente

un sacchetto di stoffa
gettoni colorati
segnaposti colorati
il "Gioco dell'oca"

Svolgimento

Si prende il classico "Gioco dell'oca" (o qualunque altro gioco con analoga struttura): ogni bambino ha un segnaposto di colore diverso, ad ogni segnaposto corrisponde una non-parola diversa; in un sacchetto si metteranno dei gettoni dello stesso colore dei segnaposti. Il logopedista pesca un gettone e, senza mostrarlo ai bambini, pronuncia la non-parola corrispondente; il bambino che sente il nome del proprio segnaposto dovrà alzare la mano e, se ha sentito correttamente, avrà diritto a tirare il dado. Da qui in poi il gioco prosegue nella maniera classica. Alle normali penalità del gioco noi ne aggiungiamo altre due: il bambino che alza la mano sentendo chiamare un segnaposto che non è il suo fa 3 passi indietro, il bambino che non alza la mano quando il logopedista ha chiamato, per almeno tre volte, il suo segnaposto sta fermo un giro.

Pippo cosa fa?

Materiale occorrente

un sacchetto di stoffa
gettoni colorati o figurine
un pupazzo (Pippo)
piccoli mobiletti della camera da letto e della
cucina

Svolgimento

Quando il logopedista dice /fafa/ il bambino deve mettere Pippo a dormire, quando la non-parola è /papa/ lo fa mangiare.

Cosa fanno?

Materiale occorrente

un sacchetto di stoffa
gettoni colorati o figurine
due pupazzi
mobiletti e piccoli oggetti per il gioco simbolico

Svolgimento

Uno dei due pupazzi viene denominato /fafa/, l'altro /papa/. Il terapista pesca un gettone (o una figura) e pronuncia il nome corrispondente, il bambino deve toccare il pupazzo giusto, poi può scegliere dove farlo andare e quale azione fargli compiere.

Il paese dei pupazzi

Materiale occorrente

un sacchetto di stoffa
gettoni colorati o figurine
due pupazzi
piccoli oggetti per il gioco simbolico

Svolgimento

Si prendono due pupazzi, si denominano uno /fafa/ e l'altro /papa/, si individua una situazione di gioco simbolico (ad esempio i giardini pubblici, la fattoria, …) e si invitano i bambini a far compiere, di volta in volta, un'azione al personaggio chiamato in causa (il logopedista dice ad esempio: "metti fafa sull'altalena" oppure "papa va sullo scivolo", …) (Fig. 1.4).

Attenti ai personaggi

Per questa attività si dovranno inventare o modificare storielle con due personaggi che saranno disegnati e presentati ai bambini. I nomi dei due protagonisti saranno scelti fra le non-parole. Dopo aver verificato che tutti i bambini abbiano correttamente associato il nome al personaggio corrispondente, si distribuisce ad ognuno la copia del disegno di entrambi. Il logopedista procede nella lettura della storia invitando i bambini a porre un cubetto colorato (oppure a fare una crocetta con un colore) su uno dei due disegni, ogniqualvolta sen-

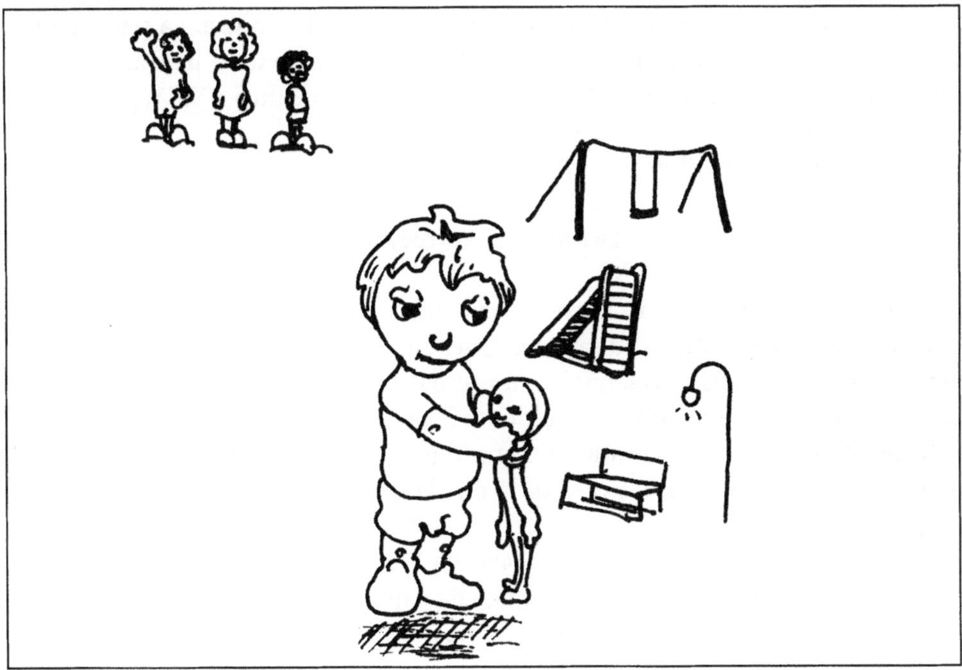

Figura 1.4.

tono pronunciare il nome corrispondente. Seguono, quale esempio, due delle storie da noi ideate. Per comodità esplicativa useremo al posto delle non-parole le lettere X e Y.

Il gatto X e l'uccellino Y

X guarda dalla finestra e vede sul davanzale l'uccellino Y.
"Oh! È venuto a trovarmi Y il mio amico!"
X saluta Y: "Ciao Y, hai freddo? Lo sai non posso farti entrare!", dice dispiaciuto.
"Hai anche fame? Aspetta! Ti do delle briciole di pane!"

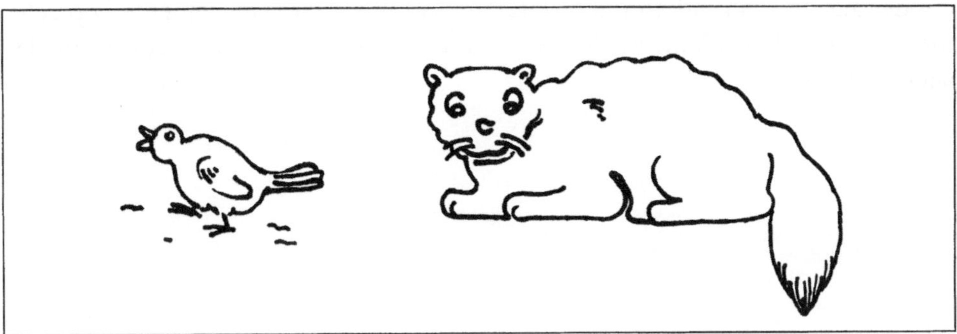

Figura 1.5.

X va in cucina a prendere delle briciole, ma la dispensa è chiusa. La padrona lo chiama: "X, vieni a mangiare la pappa!". X corre a mangiare e pensa: "Adesso porto un po' della mia pappa a Y". X torna alla finestra e dice a Y: "Y, prendi un po' della mia pappa!".
"Grazie X", risponde Y: "sei proprio un amico!" Smack (bacio) (Fig. 1.5).

La tigre X e il coccodrillo Y

Una volta le tigri avevano la coda corta, ma un giorno successe qualcosa di speciale che cambiò tutta la situazione. Quel giorno X andò al fiume a bere, ma, mentre era lì che si dissetava, mise una zampa sopra un tronco e scivolò dentro l'acqua. Chi c'era in agguato? Y! Y addentò X per la coda e iniziò a tirare. X non si diede per vinta e cercò di liberarsi, ma Y non la mollava: infatti Y era molto ostinato! X tirava di qua, Y tirava di là e …la coda di X diventava sempre più lunga!
Quando finalmente X riuscì a liberarsi da Y tornò a casa tutta triste perché, per colpa di Y, la sua coda non era più uguale a quella delle altre tigri. Le amiche di X, per consolarla, andarono tutte al fiume a farsi tirare la coda da Y (Fig. 1.6).

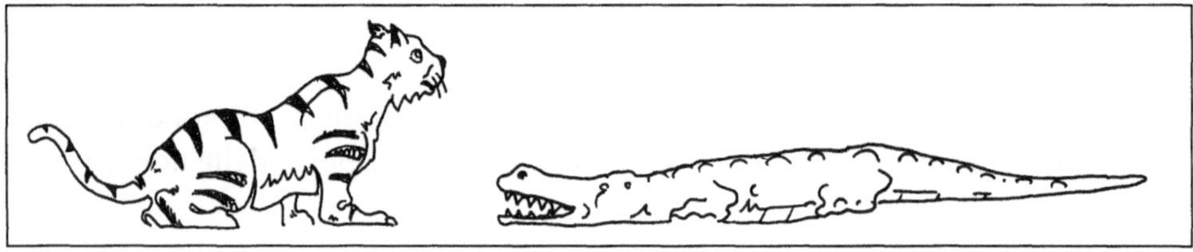

Figura 1.6.

Con i soggetti più grandi, e già abituati a questo tipo di proposte, si potranno preparare due palette per ogni bambino. Su una ci sarà, rifacendoci al nostro secondo esempio, il disegno della tigre e sull'altra quello del coccodrillo. Durante la lettura della storia i bambini, non appena sentono il nome concordato di uno dei due animali (ad esempio /fafa/), dovranno alzare velocemente la palettina corrispondente. Vincerà il bambino, che più velocemente avrà alzato la paletta giusta.

Capitolo 2
Training motorio

Abbiamo già visto nel precedente capitolo quanto sia importante la capacità di percepire ed elaborare i tratti distintivi del fonema per arrivare ad una competenza fonologica adeguata.

In questo capitolo forniremo alcune indicazioni su come guidare il bambino ad un migliore controllo dello schema articolatorio, necessario per produrre il contrasto fonetico sul quale abbiamo scelto di lavorare. Non troverete qui alcun suggerimento su come aiutare il bambino che, pur avendo superato bene il training percettivo, necessita di una vera e propria impostazione articolatoria del fonema bersaglio. Crediamo, infatti, che questo tipo di lavoro (respirazione, prassi articolatorie non fonemiche, giochi allo specchio, ecc.) sia un prezioso bagaglio che ogni logopedista conosce ed utilizza quotidianamente.

La prima cosa che ci preme sottolineare è l'importanza di aiutare il bambino a produrre il fonema bersaglio all'interno di un contrasto fonemico significativo. Dobbiamo infatti sempre ricordare che il fonema è *"per definizione veicolatore di significato, per cui anche quando si lavora con le coppie di fonemi, l'obiettivo è fare realizzare al bambino le distinzioni a livello semantico"* (Sabbadini L e coll., 2000).

La seconda cosa che ci sembra importante è guidare il bambino verso la generalizzazione del fonema bersaglio in tutti i contesti fonetici previsti dalla fonologia italiana (posizione iniziale, mediana, finale di sillaba, sillaba normale o inversa, gruppo consonantico) e in tutti i contesti pragmatici (conversazione, racconto, ...). Per essere maggiormente esplicative torniamo al nostro ipotetico bambino Andrea. Con lui abbiamo fatto il lavoro di percezione sull'opposizione dei fonemi /p/-/f/ come descritto nel primo capitolo. Quando le sue risposte ai giochi sono sicure e veloci, capiremo che è pronto per provare a produrre il fonema bersaglio /f/. Dopo aver superato eventuali difficoltà legate all'impostazione articolatoria, sarà molto naturale proporgli, all'interno del gioco di percezione, l'inversione dei ruoli. Andrea inizierà a fare il logopedista (Fig. 2.1).

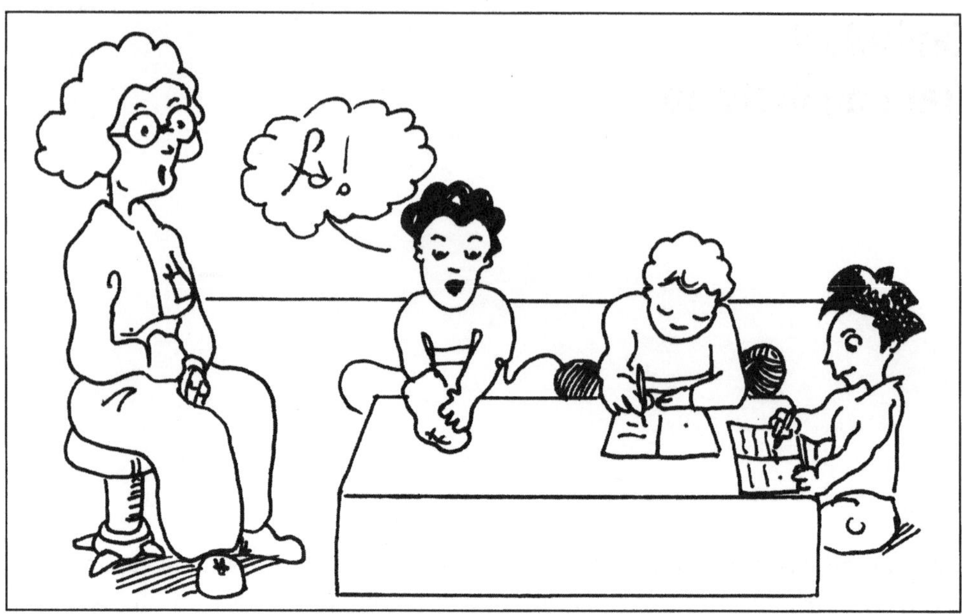

Figura 2.1.

Da quel momento sarà il bambino a condurre il gioco! Il logopedista gli consegnerà il sacchetto contenente i gettoni colorati o i disegni e lui, estraendoli, deciderà se chiamare /fa/ o /pa/ e valuterà il comportamento dei suoi compagni.

Ciò, oltre ad essere gratificante, risulterà molto utile perché rappresenterà per Andrea il primo momento di consapevolezza linguistica dell'efficacia o della mancata efficacia della sua produzione. Quel momento della terapia sarà molto delicato. Il logopedista dovrà stare vicino ad Andrea, per sostenerlo e incoraggiarlo nella produzione corretta. Sarà importante proporgli configurazioni sillabiche che rispettino il profilo evolutivo di apprendimento: prima non-parole CV o CVCV con il medesimo suono raddoppiato, poi non-parole VC o, meglio ancora, VCCV. Abbiamo potuto constatare che, pur usando non-parole, i bambini possono capire quanto sia importante produrre correttamente il contrasto fonemico in oggetto, poiché questo permette di identificare due personaggi, due azioni, due oggetti diversi. Un errore nella pronuncia non è più solo un "banale effetto sonoro" ma produce un effetto reale, infatti può succedere che il suo compagno di gruppo prenda il cane /Papa/ quando il bambino "conduttore" desiderava il gatto /Fafa/: per forza, l'aveva denominato erroneamente (Fig. 2.2).

Il nostro Andrea, superato quel punto, sarà pronto a giocare usando coppie minime formate da parole vere e proprie. Gli proporremo allora coppie di parole come: fila-pila, fonte-ponte, forte-porte, fino-pino, finocchio-pinocchio...

Sarebbe molto importante reperire queste coppie di parole all'interno del lessico del bambino. Purtroppo abbiamo quotidianamente constatato quanto ciò

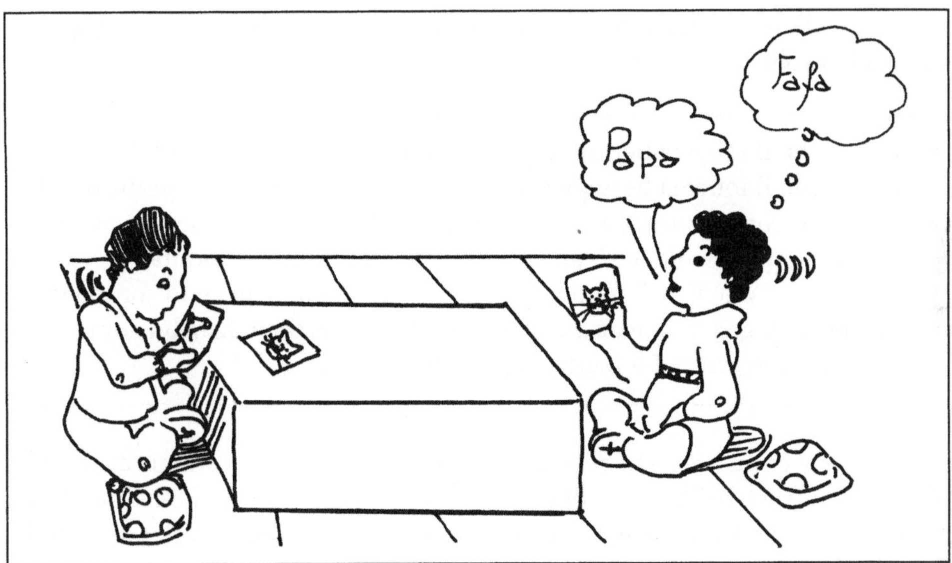

Figura 2.2.

sia difficile, per cui teniamo a sottolineare che tutte le parole proposte debbono preventivamente essere "discusse" con i bambini. Tutte le figurine impiegate vanno prima presentate in modo che il bambino, attraverso le molte informazioni che gli forniamo, le possa chiaramente collocare nel proprio patrimonio semantico.

Dobbiamo poi essere sicuri che la parola "target" sia stabilmente associata alla figurina corrispondente in modo che il bambino, guardando "Pinocchio" non denomini "burattino" o guardando il disegno di "fila" non dica "gente".

Come già sottolineato in precedenza, l'utilizzo della coppia minima rappresenta uno dei cardini dell'intervento riabilitativo. Essa si colloca laddove i tre piani di trattamento (percettivo, motorio, cognitivo linguistico) si incontrano. Essa è infatti una facilitazione per la decodifica dei tratti distintivi, innesca nel bambino la necessità di attivare un preciso controllo articolatorio sulle proprie produzioni, immette la fonologia del bambino in un contesto comunicativo.

Lavorando con i nostri bambini, dopo aver proposto i giochi con le parole in coppia minima, ci è capitato spesso di vedere brillare nei loro occhi una nuova intuizione: "Quei due suoni che così faticosamente pronunciamo, servono a qualcosa, non si equivalgono, non sono intercambiabili!". Per molti di loro è stata questa scoperta cognitivo-linguistica a motivare la fatica del superare le difficoltà fonologiche del loro linguaggio.

Successivamente (o anche contemporaneamente, se riteniamo che il bambino sia già in grado di farlo) al lavoro con le coppie minime proponiamo l'inizio dell'iter di generalizzazione del fonema bersaglio. Proporremo giochi di denominazione, ove il fonema sia presente nelle varie configurazioni sillabiche previste dall'italiano, rispettando sempre una progressione che ci viene suggerita dal profilo evolutivo:

> - CVCV con il fonema bersaglio in posizione iniziale (es: fata, foto)
> - CVCV con il fonema bersaglio in posizione intervocalica (es: puffo, baffi)
> - CVCVCV con il fonema bersaglio prima in posizione iniziale, poi mediana ed eventualmente in sillaba finale (es: farina, buffone, giraffa)
> - CCVCV o CVCCV se il fonema bersaglio è presente in gruppo consonantico nella lingua italiana e a seconda delle sue eventuali distribuzioni previste dalla struttura fonotattica (es: frutta, soffre).

È evidente che il lavoro in denominazione sulle due ultime configurazioni sillabiche proposte (trisillabe, gruppo consonantico) potrà essere effettuato solo se dalla valutazione del linguaggio del bambino non emergono processi di semplificazione a carico della struttura (per esempio, riduzione della struttura sillabica, processi di riduzione del gruppo consonantico).

Riteniamo importante sottolineare che l'attività di generalizzazione del fonema in parole deve sempre essere svolta in contesti ludici che alimentino la motivazione del bambino ed inseriscano "l'esercizio" proposto in circuiti comunicativi efficaci. Questo sarà a maggior ragione uno degli aspetti importantissimi da salvaguardare nell'ultima proposta terapeutica del nostro training motorio: la generalizzazione del fonema all'interno di strutture frasali. Partendo dalla frase nucleare e passando via via alla produzione di più frasi coordinate vogliamo raggiungere l'obiettivo di formulare filastrocche o brevi racconti, calibrando queste proposte in relazione all'età del bambino e al suo livello di organizzazione morfo-sintattica.

È evidente come tutto l'iter terapeutico fin qui descritto non possa essere svolto senza un'attiva partecipazione della famiglia del bambino. Ad essa dovrà essere affidato il compito di aiutarlo a generalizzare le acquisizioni in contesti pragmatici più "naturali".

Giochi

Tombola a coppie minime

Materiale occorrente

> sacchetto di stoffa
> gettoni colorati
> figurine e cartelle

Preparazione

Dopo aver scelto le parole in coppia minima inerenti l'opposizione fonemica su cui si sta lavorando, si costruiscono con le immagini corrispondenti una serie di cartelle contenenti quattro o cinque figurine. Nel capitolo quarto troverete gli elenchi delle opposizioni fonemiche che più frequentemente i nostri bambini ci hanno indotto a costruire e i disegni corrispondenti, questi ultimi ordinati alfabeticamente (vedi "Elenchi di coppie minime e di coppie di parole gruppo consonantico/consonante semplice" e "Magazzino di immagini"). Le singole immagini vanno poste in un sacchetto e le cartelle distribuite ai bambini (Fig. 2.3).

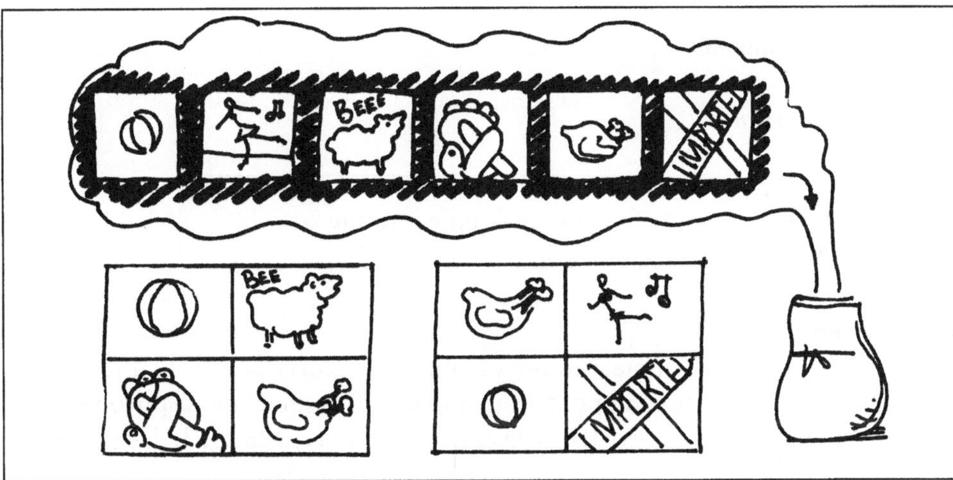

Figura 2.3.

Svolgimento

Un bambino a turno dirige il gioco: estrae una figurina dal sacchetto e, senza mostrarla, la denomina. I bambini che individuano, sulla loro cartella, l'immagine chiamata vi pongono sopra un gettone colorato. Quando tutti i bambini hanno concluso il loro compito viene mostrata la figurina e si discutono gli eventuali errori. Vince chi per primo completa la cartella; se invece si sta giocando con bambini più grandi, si può premiare l'ambo, la terzina, …

Memory a coppie minime

Materiale occorrente

> figurine riprodotte
> in doppia copia

Preparazione

Dopo aver scelto le coppie minime e le immagini corrispondenti, queste vanno singolarmente riprodotte in due copie.

Tutte le figurine così costruite vanno mostrate e discusse con i bambini, quindi poste in ordine sparso e capovolte sul tavolo.

Svolgimento

Ogni bambino a turno gira due cartoncini: se le immagini sono uguali (palla-palla, balla-balla), dopo averle correttamente denominate, le vince. Una volta esaurite tutte le immagini, vince chi possiede più figurine.

Trova le coppie minime

Materiale occorrente

figurine di coppie minime

Preparazione

Dopo aver scelto le coppie minime e le immagini corrispondenti, queste vengono mostrate e discusse con i bambini, quindi poste sul tavolo capovolte.

L'obiettivo del gioco è ricostruire la coppia minima (palla con balla, pollo con bollo) ed è quindi un'attività più complessa della precedente.

Svolgimento

Un bambino, a turno, gira due cartoncini: se le immagini formano una coppia minima, le vince solo dopo averle denominate correttamente. Una volta esaurite tutte le immagini vince chi possiede più figurine.

Tombola con le parole

Materiale occorrente

sacchetto di stoffa
gettoni colorati
figurine e cartelle

Preparazione

Dopo aver scelto le parole inerenti il fonema bersaglio che si vuole generalizzare, si costruiscono con le immagini corrispondenti una serie di cartelle contenenti almeno sei figurine. Le singole immagini vanno poste in un sacchetto e le cartelle distribuite ai bambini.

Nel quarto capitolo (vedi "Tabelle di parole ordinate in base alla posizione dei fonemi bersaglio") troverete l'elenco, fonema per fonema, delle parole da noi proposte organizzate secondo lo schema:

- CVCV con il fonema bersaglio in posizione iniziale ed intervocalica;
- CVCVCV con il fonema bersaglio in posizione iniziale e mediana;
- CCVCV o CVCCV se il fonema bersaglio è presente in gruppo consonantico.

È evidente che le parole delle tabelle possono essere utilizzate anche secondo un'organizzazione diversa da quella presentata. Ad esempio la parola "cozza" da noi inserita nella generalizzazione del fonema /ts/ in posizione intervocalica può, all'occorrenza, essere utilizzata come parola in più per la generalizzazione del fonema /k/ in posizione iniziale.

Sempre all'interno del quarto capitolo troverete i disegni ordinati alfabeticamente delle parole in elenco (vedi "Magazzino di immagini").

Svolgimento

Un bambino a turno dirige il gioco: estrae una figurina dal sacchetto e senza mostrarla la denomina. I bambini che individuano l'immagine chiamata sulla loro cartella vi pongono sopra un gettone colorato. Quando tutti i bambini hanno concluso il loro compito viene mostrata la figurina e si discutono gli eventuali errori. Vince chi per primo completa la cartella; se invece si sta giocando con bambini più grandi, si può premiare l'ambo, la terzina, ecc.

Inventa la frase e vinci il tesoro

Materiale occorrente

> gettoni colorati
> personaggi famiglia
> figurine

Preparazione

Dopo aver scelto le parole e le immagini corrispondenti al fonema bersaglio da generalizzare, queste vanno denominate con i bambini e poste in ordine sparso sul tavolo, dove si troveranno anche i personaggi famiglia. Il terapista possiede "il tesoro" (i gettoni colorati o le caramelle o altre ricompense gratificanti).

Svolgimento

Ad ogni turno giocano due bambini oppure il bambino e il terapista. Il primo, scegliendo una o più immagini fra quelle poste sul tavolo e un personaggio famiglia, dovrà costruire una frase; il secondo dovrà, in base alla corretta pronuncia della parola bersaglio, invitare il "tesoriere" a premiare o meno il suo compagno.

Se il gioco viene svolto con bambini piccoli o che non si ritiene pronti a formulare giudizi sulla corretta pronuncia della parola bersaglio, si demanda interamente questo compito al logopedista (Fig. 2.4).

Vince chi, avendo sempre pronunciato correttamente o avendo usato più parole bersaglio nella sua struttura frasale, ha realizzato il "tesoro" più cospicuo.

Variante

Per mantenere viva l'attenzione e la motivazione dei bambini è possibile sostituire il "tesoro" con altre forme di gratificazione: ad esempio tirare a canestro, vincere l'accesso ad un gioco al computer, ...

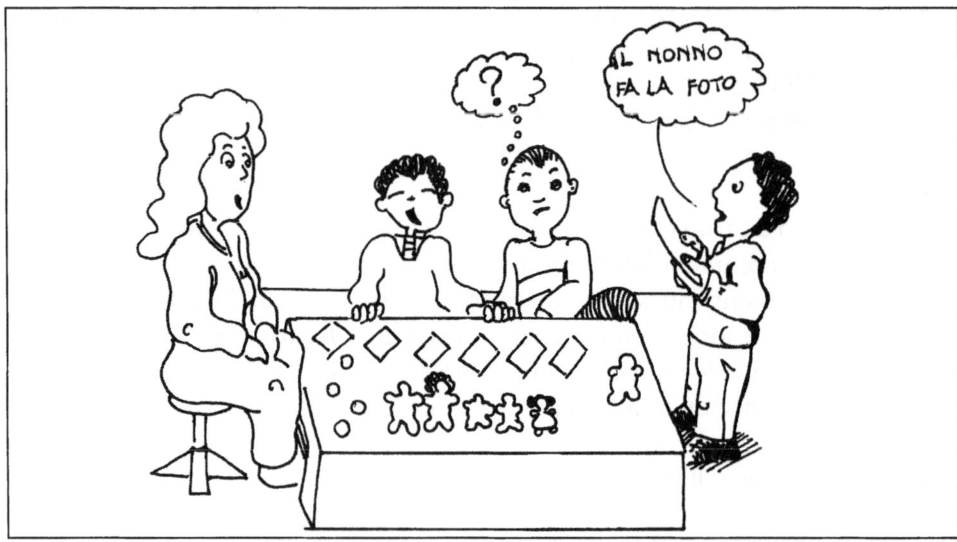

Figura 2.4.

Indovina la frase

Materiale occorrente

fogli e matite
gettoni colorati
figurine

Preparazione

Dopo aver scelto le parole e le immagini corrispondenti al fonema bersaglio da generalizzare, queste vanno denominate con i bambini e poste in ordine sparso sul tavolo.

Svolgimento

Il terapista sceglie una o più figurine e le pone davanti a sé, pensando ad una frase che le contenga. Senza farsi vedere dai bambini disegna velocemente, sulla sua cartellina, una scenetta che raffiguri la frase inventata. Ogni bambino a turno proverà ad indovinare la frase così illustrata (Fig.2.5).

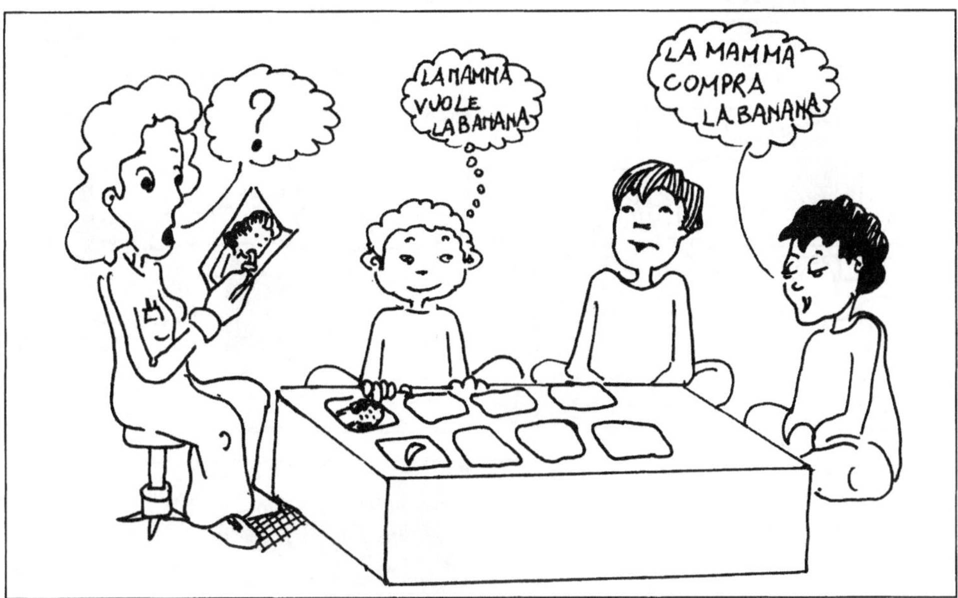

Figura 2.5.

Chi si è avvicinato di più o ha addirittura indovinato vince il disegno fatto dal logopedista. Vince la partita chi ha più disegni.

Il gioco del coniglio

Materiale occorrente

> figurine in doppia copia
> un coniglietto o un altro animale di peluche

Preparazione

È necessario costruire o reperire, tra il materiale di terapia a disposizione negli ambulatori, delle immagini che rappresentino scenette contenenti una o più parole ove sia presente il fonema bersaglio. Queste immagini vanno riprodotte in doppia copia, ottenendo un mazzo di carte che va mischiato e posto sul tavolo vicino al coniglio di peluche.

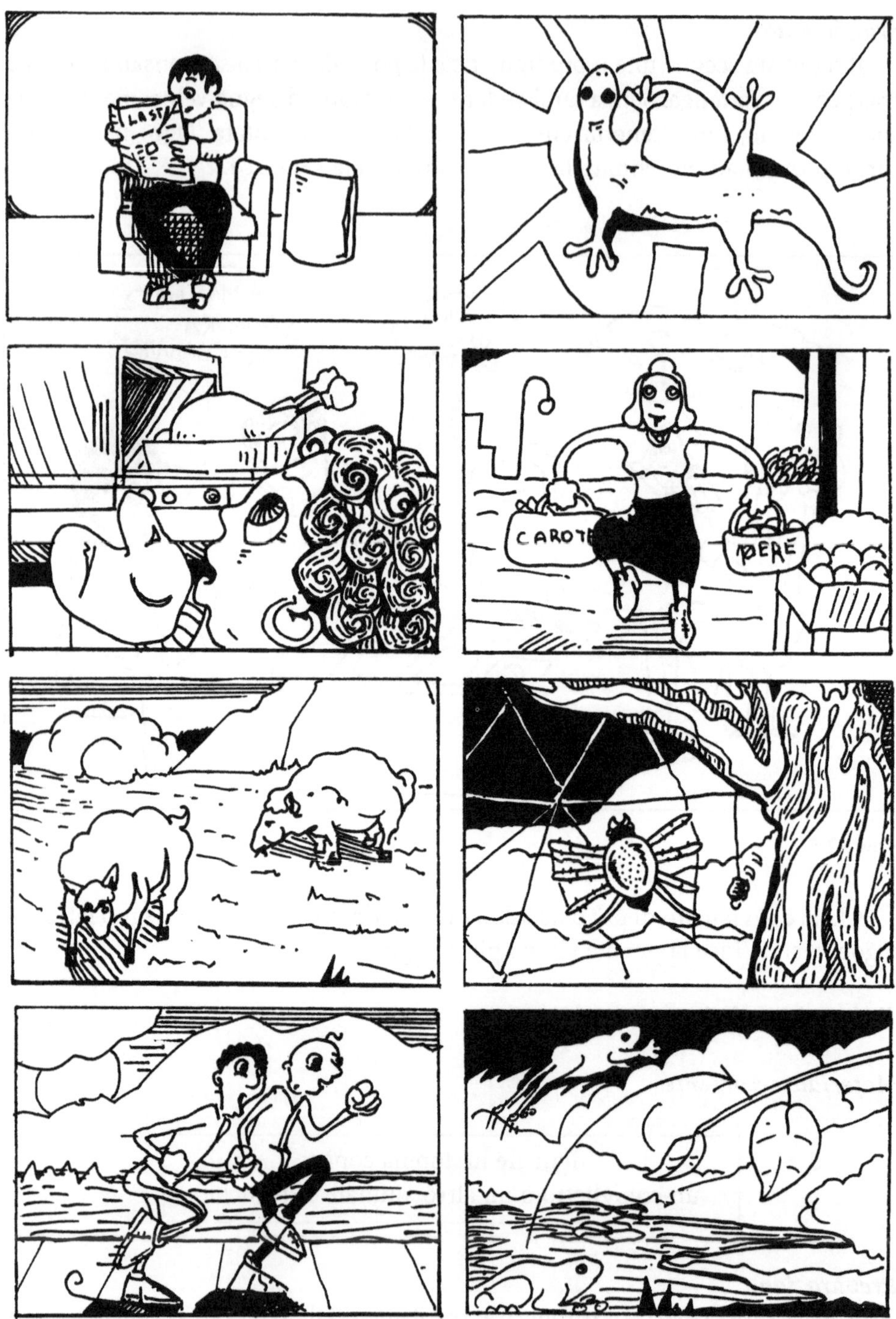

Figura 2.6.

Svolgimento

Il terapista spiega le regole del gioco, poi, senza mostrarla, preleva una carta dal mazzo e la pone sotto il coniglio di peluche, lasciando quindi una coppia incompleta. Distribuisce poi tre carte. A turno ogni bambino comunica agli altri se ha fra le sue carte la possibilità di formare una coppia di immagini uguali. Se questo succede, per poter eliminare le due carte, dovrà chiaramente pronunciare la frase corrispondente. Il terapista, che conduce il gioco, valuterà la sua produzione e se non la riterrà soddisfacente, il bambino dovrà passare il turno senza poter eliminare le carte. Se invece fra le tre carte in suo possesso, il bambino non ha nessuna coppia, dovrà pescare una carta dal mazzo e verificare se ha la possibilità di formare una coppia. Quando il mazzo posto al centro del tavolo si esaurisce, ogni bambino potrà pescare una carta fra quelle in possesso del suo più vicino compagno di gioco. Il gioco procede così finché un bambino rimasto senza carte viene proclamato primo vincitore. Si continua finché tutti i bambini saranno rimasti senza carte, tranne uno che possiede l'immagine spaiata. Quest'ultimo dovrà allora mimare le movenze del coniglio.

Qui a lato (Fig. 2.6) potete vedere un esempio da noi costruito per la generalizzazione del fonema /r/.

La filastrocca matta (rime a coppie minime)

Materiale occorrente

figurine

gettoni

fogli e matite

Preparazione

Dopo aver scelto le parole in coppia minima inerenti il contrasto fonemico sul quale si sta lavorando, si costruiscono brevi filastrocche in rima che le contengano. Ad esempio, con le coppie minime /sasso/-/tasso/; /osso/-/otto/ abbiamo costruito la seguente filastrocca:

Sotto un grosso *sasso*
vive nascosto un *tasso*.
Insieme ci sono *otto* tassini
che succhiano un *osso* tutti vicini.

Svolgimento

Il terapista dispone sul tavolo i disegni inerenti le coppie minime contenute nella filastrocca. Invita i bambini ad ascoltare attentamente individuando, di volta in volta, le figure che corrispondono alle parole in coppia minima enucleate dalla filastrocca (Fig.2.7).

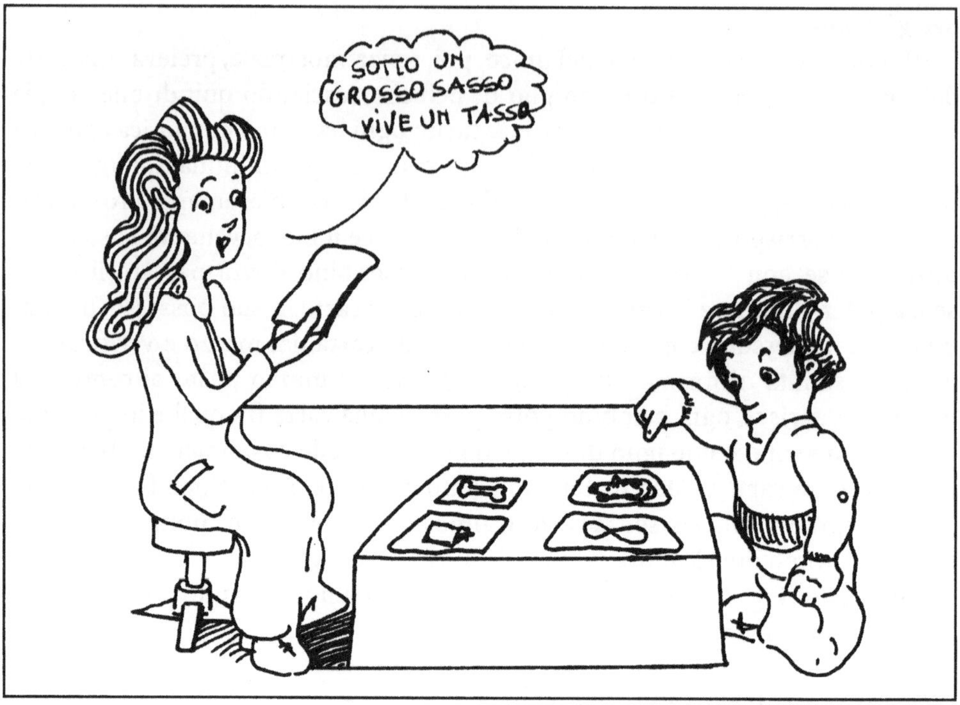

Figura 2.7.

Ogniqualvolta il bambino individua correttamente la figurina viene premiato con un gettone colorato. In questa prima parte del gioco vince chi ha totalizzato più gettoni. Il gioco continua chiedendo a turno ad ogni bambino di provare a ripetere la filastrocca. Per sostenerli in questo difficile compito si potrà usare, per suggerire le varie parole della filastrocca, un sostegno mimico-gestuale oppure ricorrere a segni grafici precedentemente concordati con i bambini. Ad esempio:

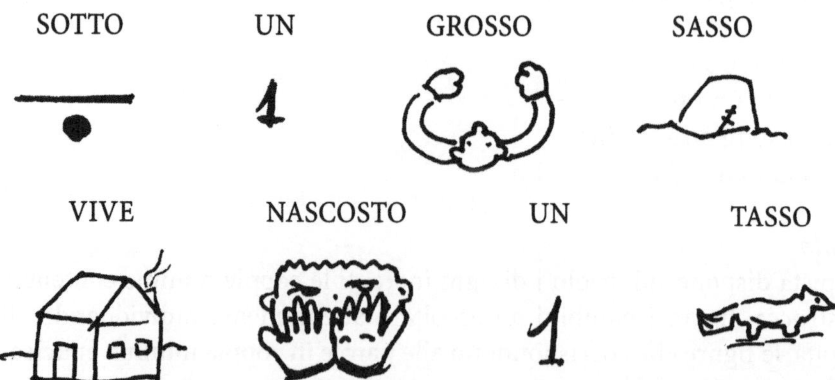

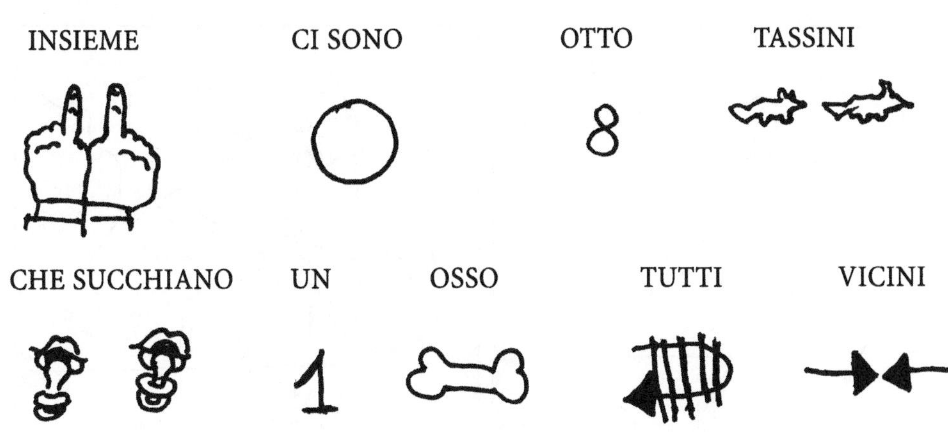

Suggeriamo di premiare la produzione dei bambini, anche se non perfetta, per motivarli a tentare ancora.

Troverete altre filastrocche nel quarto capitolo (vedi "Filastrocche con coppie minime e con coppie di parole gruppo consonantico/consonante semplice").

Prendi la rima

Materiale occorrente

figurine
gettoni
fogli e matite

Preparazione

Dopo aver scelto le parole target che contengono il fonema da generalizzare si costruiscono brevi filastrocche. Questo gioco viene proposto per facilitare la produzione del fonema attraverso la prosodia e la struttura ritmica della filastrocca.

Svolgimento

Dopo aver più volte recitato la filastrocca insieme ai bambini si può proporre di usarla facendo la conta, chi esce dovrà ripeterla a sua volta. Se alcuni bambini incontrano difficoltà si potranno usare le strategie di aiuto proposte nel gioco precedente oppure fumettare la filastrocca (v. esempio sotto la Fig. 2.8).

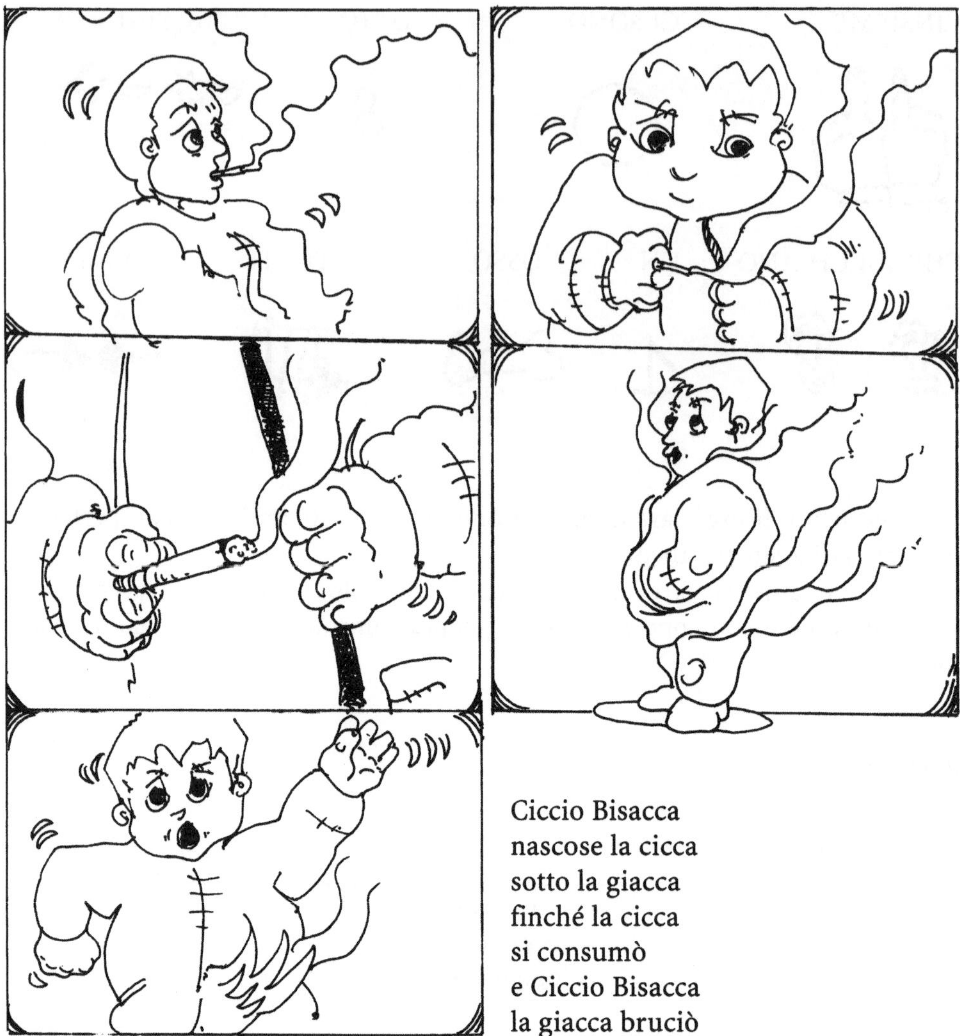

Figura 2.8.

Le filastrocche fumettate o meno dovranno essere consegnate alle famiglie e diventare anche a casa occasione di gioco facilitando il compito della generalizzazione.

Racconta un racconto

Materiale occorrente

racconti figurati

Preparazione

Dopo aver scelto le parole target che contengono il fonema da generalizzare si costruiscono brevi racconti.

Svolgimento

Il terapista legge la storia e successivamente chiede a tutti i bambini di provare a raccontarla. Se i bambini non riescono, il terapista la racconterà nuovamente enfatizzandola al massimo oppure utilizzerà dei personaggi di peluche o delle marionette per mimare la storia invitando i bambini a dare la voce ai vari personaggi. Dopo varie ripetizioni il terapista consegnerà ai bambini il foglio col racconto scritto e facilitato dalla presenza di alcune immagini. A turno inviterà i bambini a "leggerlo" oppure a drammatizarne le sequenze. Si chiederà quindi ai bambini di provare a raccontare la storia così narrata a casa, coinvolgendo mamma e papà in un gioco di recitazione o invitandoli a disegnare, insieme al bambino, gli aspetti salienti del racconto. Solo successivamente si consegnerà alla famiglia la copia del racconto. Vi forniamo qui di seguito un esempio di racconto da noi inventato per la generalizzazione del fonema /f/.

LA FOCA POFFA

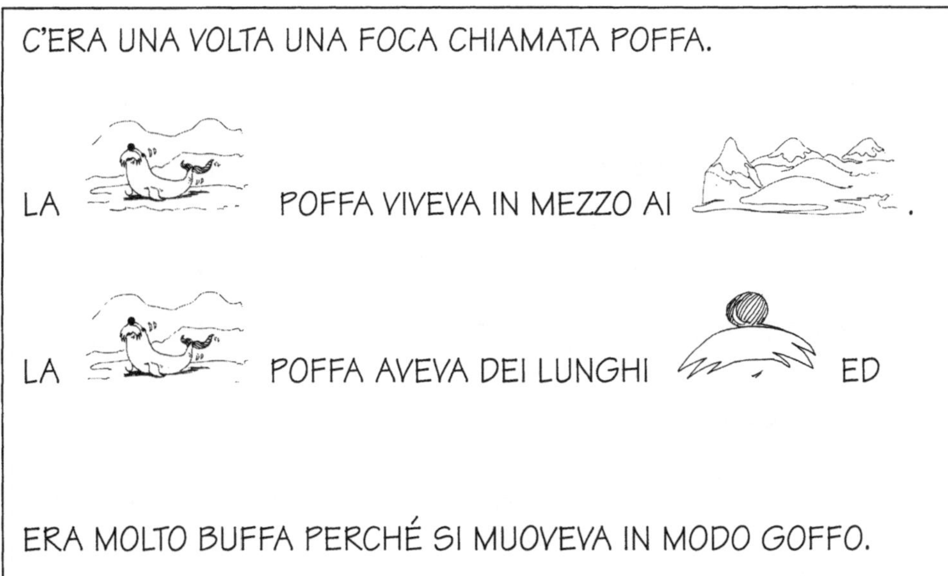

segue

LA 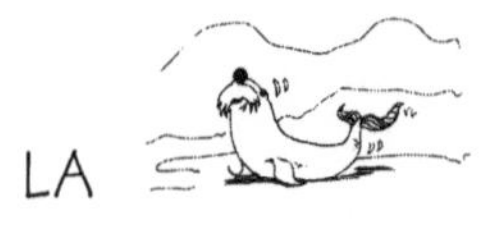 POFFA ERA FIERA DEI SUOI 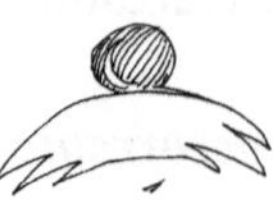

MA UN GIORNO 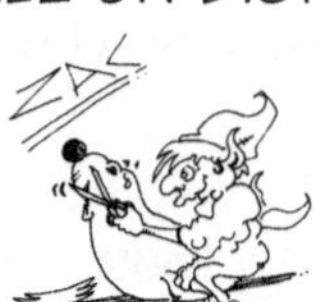 FURBETTO, PER FARLE UN DISPETTO,

PRESE LE 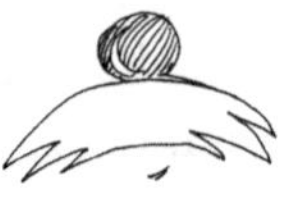 E "ZAC"… CON UN COLPO 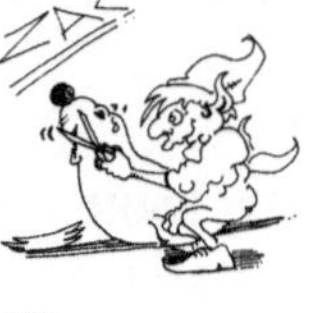

I LUNGHI 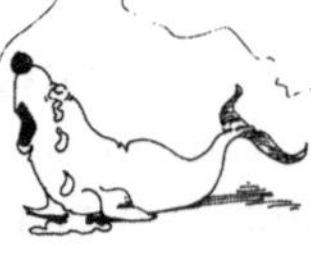. FOLLETTO FURBETTO 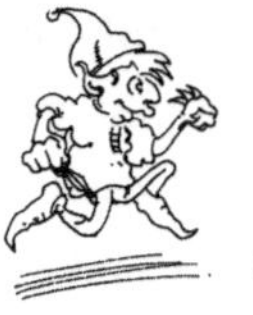 VIA.

POFFA 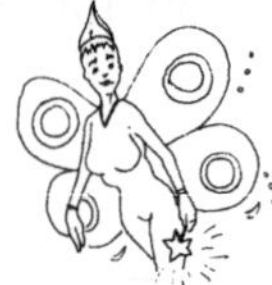 DISPERATA.

LA SENTÌ UNA 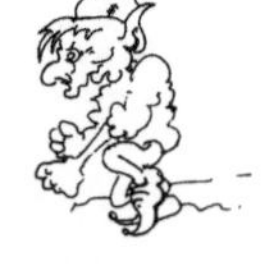 CHE CORSE AD 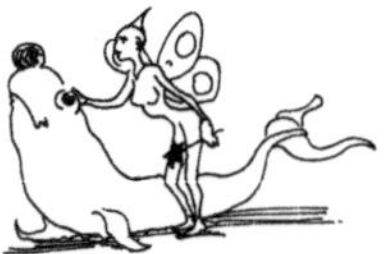

LA 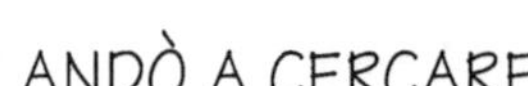 NON USÒ LA SUA BACCHETTA FATATA, MA

ANDÒ A CERCARE 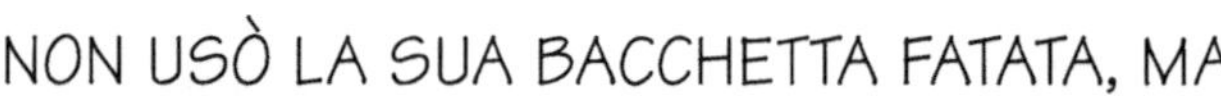 FURBETTO. APPENA LO VIDE GLI

DIEDE UN 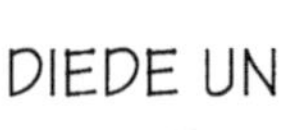 FORTE, FORTE E LO FECE GIRARE PIÙ

segue

VOLTE. A QUEL PUNTO LA FATA 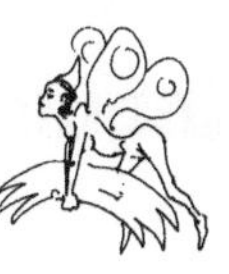 BAFFI A 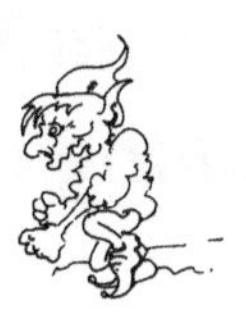

FURBETTO E LI PORTÒ ALLA 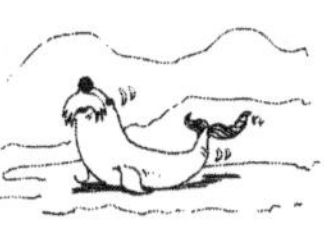 POFFA CHE SE LI

MISE E SE NE ANDÒ 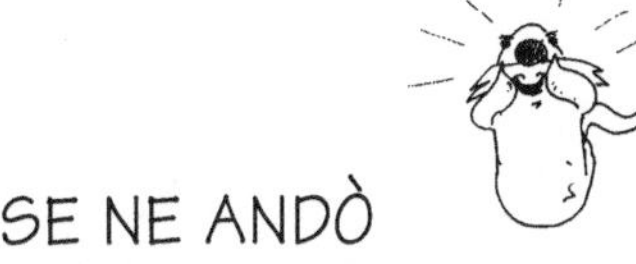 MUOVENDOSI IN MODO GOFFO.

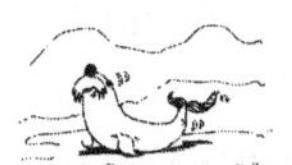 = foca

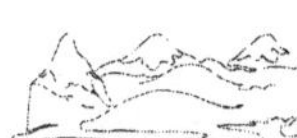 = ghiacci

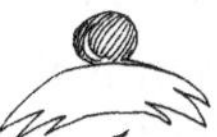 = baffi

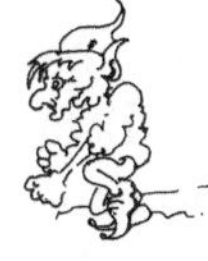 = folletto

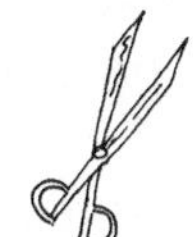 = forbici

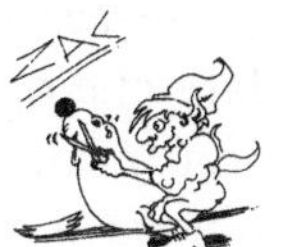 = tagliò

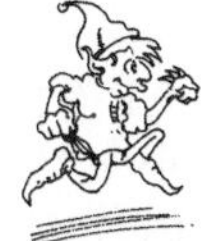 = fuggì via

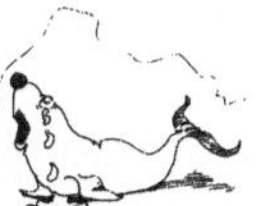 = pianse

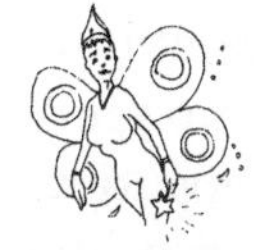 = fata

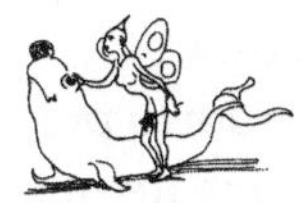 = accarezzarla

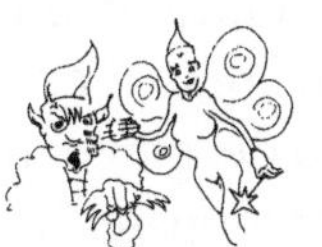 = ceffone

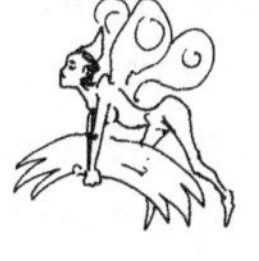 = prese

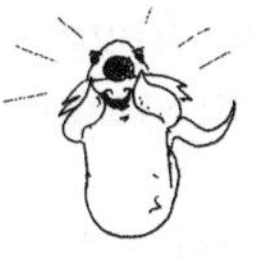 = felice

Capitolo 3
Training cognitivo-linguistico

Dopo aver delineato nei precedenti capitoli un possibile iter riabilitativo per gli aspetti percettivi e motori, proseguiamo ora rivolgendo la nostra attenzione a quelli cognitivo-linguistici.

Abbiamo già evidenziato come questa netta divisione in tre livelli del piano di trattamento sia, in certi momenti, estranea alla pratica clinica. Così i tre iter riabilitativi (percettivo, motorio, cognitivo-linguistico) talvolta si incontrano, si fondono, si susseguono all'interno della stessa proposta di gioco. Ci preme ancora ricordare che ogni bambino ha un suo proprio sviluppo fonologico, ha una sua propria modalità di apprendimento ed è quindi compito del logopedista saper calibrare le proposte terapeutiche. Queste scaturiscono dal continuo confronto che il terapista conduce fra i dati emersi dalla valutazione fonologica del singolo bambino e i dati tratti dal profilo evolutivo normale.

Abbiamo sperimentato quanto sia importante, di fronte ad una qualsiasi proposta terapeutica, chiedersi sempre attraverso quali percorsi percettivo-motori e/o cognitivo-linguistici il bambino dovrà portare a termine il suo compito. L'eventuale errore del bambino sarà allora un'importante fonte di informazione che ci consentirà di variare, anche in corso d'opera, la proposta elaborata.

In questo terzo capitolo il numero dei giochi proposti diminuisce proprio per l'insieme di considerazioni finora sviluppate. Le strutture di gioco delineate nei precedenti capitoli possono infatti essere utilizzate anche nel trattamento di quei bambini che presentano un'alterazione delle competenze cognitivo-linguistiche. Le differenze saranno determinate dai tempi e dalle modalità di svolgimento del gioco, nonché ovviamente dal materiale illustrato proposto.

I diversi quadri di disordine cognitivo-linguistico sono da ascriversi a due cause:

- incapacità ad usare i suoni con valore distintivo;
- difficoltà nel produrre i contrasti padroneggiando le regole di programmazione e sequenzialità dei suoni all'interno delle parole (Sabbadini L e coll., 2000).

Solo un'attenta analisi delle produzioni verbali del bambino potrà fornirci un quadro chiaro delle semplificazioni fonologiche che queste cause hanno determinato.

Le semplificazioni potranno essere riscontrate a carico del sistema delle opposizioni dei suoni e/o a carico della struttura fonotattica.

Trattamento dei processi che semplificano il sistema delle opposizioni

Fra i molti processi fonologici che possono intervenire nel semplificare il sistema delle opposizioni, quelli che più frequentemente abbiamo riscontrato nella nostra pratica clinica sono:

- stopping: le fricative e le affricate sono spesso sostituite da suoni occlusivi;
- affricazione: le fricative sono spesso sostituite da affricate;
- fricazione: è il processo contrario al precedente per cui le affricate tendono ad essere sostituite da fricative;
- gliding: le laterali e le vibranti sono sostituite dall'approssimante /J/;
- desonorizzazione: più consonanti sonore sono prodotte come sorde.

Ricordiamo che ci stiamo riferendo a bambini che possiedono un inventario consonantico pressoché completo.

Per questo tipo di processi l'iter terapeutico che abbiamo sperimentato prevede un primo momento di lavoro percettivo, superato il quale si accede ad attività cognitivo-linguistiche e di controllo attentivo. Infine si propongono giochi di generalizzazione e stabilizzazione delle configurazioni fonemiche.

Per essere maggiormente esplicative presentiamo il nostro Luca, che possedeva il seguente profilo fonologico:

- inventario consonantico pressoché completo (assenza del fonema /r/ stabilmente sostituito da /l/);
- presenza di numerosi processi fonologici, fra i quali il più invasivo era senz'altro quello a carico del sistema delle fricative e delle affricate, quasi sempre prodotte come stop ('fuma → 'puma, 'baf:i → 'bat:i, 'beve →' bepe, 'sole → 'tole, 'ros:o →' lot:o).

Le prime proposte di gioco sono state fatte in ambito percettivo, non tanto perché pensassimo che Luca non avesse categorizzato percettivamente i suoni, ma piuttosto con l'obiettivo di attivare la sua consapevolezza fonologica sull'uso contrastivo dei suoni.

Partendo dalle sostituzioni più frequenti (f → p, v → p, s → t, tʃ → t) abbiamo proposto alcuni dei giochi di ascolto con coppie di non-parole che trovate descritti nel primo capitolo.

Successivamente, abbiamo eseguito con Luca una serie di attività tutte centrate sulle coppie minime. Vogliamo sottolineare come molto spesso non sia stato necessario lavorare su tutte le sostituzioni di fonemi che Luca operava. Ci è infatti capitato, non solo con Luca, di notare che il lavoro effettuato sul contrasto /p/-/f/ e /s/-/t/ veniva poi automaticamente generalizzato dal bambino anche su /v/.

A quel punto del trattamento è stato possibile proporre giochi di generalizzazione e stabilizzazione dei vari fonemi in oggetto. Allo scopo sono stati proposti giochi di denominazione, di costruzione di strutture frasali, di brevi racconti come quelli proposti all'interno del secondo capitolo.

Riteniamo utile presentare adesso alcuni giochi che riguardano peculiarmente l'aspetto cognitivo-linguistico.

Ti dico com'è e tu mi dirai chi è

Materiale occorrente

figurine in coppia minima
gettoni colorati

Preparazione

Dopo aver scelto le parole e le immagini corrispondenti, queste vanno discusse approfonditamente con i bambini in modo che siano lessicalmente molto chiare. Ad esempio, al nostro Luca abbiamo proposto: pinocchio-finocchio, ponte-fonte, pila-fila, tacco-sacco, otto-osso, butta-buccia, telo-cielo.

Le immagini vanno riprodotte in doppia copia e disposte in due mazzi.

Svolgimento

Giocano a turno un bambino e il terapista. Il terapista sceglie una carta dal suo mazzo (supponiamo ad esempio che sia un cibo) e chiede al bambino, che è in possesso dell'altro mazzo: "Prendi cosa si mangia". Il bambino guarderà le carte del proprio mazzo ad una ad una e, dopo aver scelto quella che riterrà opportuna, la porrà coperta davanti a sé. Il terapista chiederà: "Dimmi cosa si mangia". Toccherà quindi al bambino pronunciare il target dell'immagine prescelta girando la carta. Se la pronuncia è corretta, vincerà un gettone colorato.

È evidente che l'eventuale errore di pronuncia deve essere, scherzosamente, sottolineato dal terapista e diventare l'occasione di una riflessione cognitiva per il bambino. Per cui se alla domanda "Prendi ..." il bambino ha risposto correttamente estraendo la carta giusta (ad esempio finocchio) ma poi ha pronunciato /pinocchio/, il terapista prontamente prenderà dal suo mazzo la figurina di pinocchio e mostrandola, con faccia incredula dirà: "Pinocchio? si mangia?????".

Si procede così finché il mazzo del logopedista, che ha via via accantonato le immagini, non sarà esaurito. Vince chi avrà allora più gettoni colorati.

Correggi l'errore

Materiale occorrente

figurine in coppia minima
gettoni colorati

Preparazione

Dopo aver scelto le parole in coppia minima e le immagini corrispondenti, si discutono con i bambini in modo che siano molto ben situate nel loro patrimonio semantico. Le figurine vanno poi poste in ordine sparso sul tavolo.

Svolgimento

Il terapista informerà i bambini che per gioco farà degli errori di pronuncia nelle frasi che dirà. Gli eventuali errori riguarderanno solo le parole in coppia minima i cui disegni sono sul tavolo a disposizione dei bambini. Ad esempio, con le coppie sacco-tacco, osso-otto, butta-buccia, cielo-telo, si potranno produrre frasi del tipo (Fig 3.1):

- Babbo Natale porta un *tacco* di doni;
- La scarpa ha il *tacco* rotto;

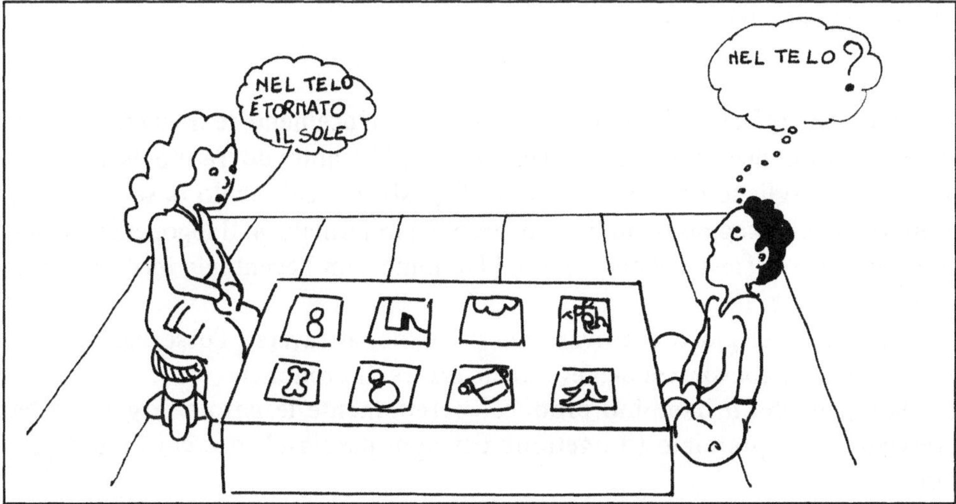

Figura 3.1.

- Il cane vuole *l'otto*;
- Nel *telo* è tornato il sole;
- *L'osso* è un numero fortunato;
- La mamma *butta* la pasta.

I bambini dovranno ascoltare attentamente, trovare quale immagine è stata inclusa nella frase pronunciata, decidere se è la parola giusta per quel contesto frasale. Se individuano l'errore dovranno correggerlo e ammoniranno il logopedista consegnandogli un gettone rosso, se nessun bambino riuscirà a trovare l'errore sarà quest'ultimo ad ammonire il gruppo.

Il gioco si conclude quando le figurine sparse sul tavolo sono esaurite. Si contano i gettoni rossi del logopedista (di solito sono tanti) e se sono più di tre il gruppo dei bambini potrà scegliere una penitenza da fargli fare.

Questo gioco va effettuato con i bambini più grandicelli perché richiede un grosso lavoro attentivo, chiama in causa aspetti percettivi e giudizi di congruità semantica.

Disegna veloce

Materiale occorrente

figurine in coppia minima
gettoni colorati
personaggi famiglia e animali in miniatura

Preparazione

Dopo avere scelto le parole in coppia minima e trovato le immagini corrispondenti, queste vengono poste, in ordine sparso sul tavolo, vicino ai personaggi della famiglia.

Svolgimento

Il terapista informa i bambini che disegnerà velocemente le frasi che a turno i bambini pronunceranno. Per costruire la frase i bambini dovranno usare una o più parole scegliendo fra quelle a loro disposizione sul tavolo o, se vogliono, usando un personaggio famiglia o un animale in miniatura. Il logopedista disegnerà proprio la frase pronunciata dal bambino, con l'eventuale incongruenza (Fig. 3.2).

L'obiettivo del gioco è attivare nel bambino, attraverso l'osservazione del disegno, la consapevolezza dell'eventuale errore di pronuncia.

Ogniqualvolta il bambino produce correttamente le parole target che ha prescelto viene premiato (un gettone per ogni parola). Vince chi ha più gettoni.

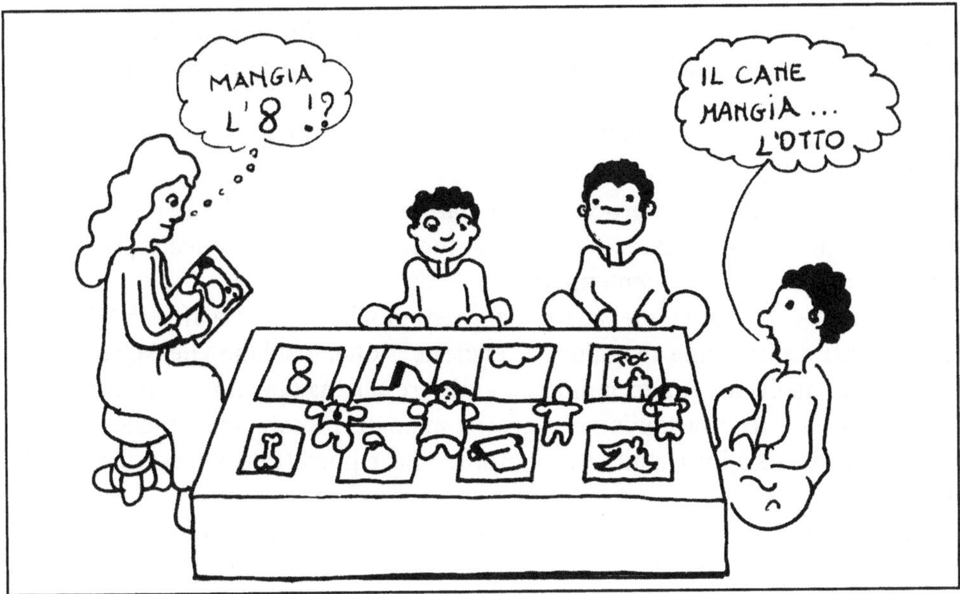

Figura 3.2.

Trattamento dei processi che semplificano la struttura fonotattica della parola

Fra i molti processi fonologici che possono intervenire nel semplificare la struttura fonotattica dell'italiano, quelli che più frequentemente abbiamo riscontrato nella nostra pratica clinica sono:

- cancellazione della sillaba debole: la struttura delle parole multisillabiche è semplificata omettendo una o più sillabe non accentate;
- riduzione del gruppo consonantico: il gruppo consonantico viene omesso oppure ne viene prodotto un solo elemento;
- riduzione dei dittonghi: il dittongo viene ridotto ad un solo elemento vocalico;
- armonie: le consonanti o le vocali di una parola possono essere armonizzate fra loro così da condividere una o più caratteristiche (modo di articolazione, luogo di articolazione, sonorità).

Per il trattamento dei primi tre processi descritti, abbiamo sperimentato un iter riabilitativo non dissimile da quanto descritto nel precedente paragrafo.

Abbiamo proposto sempre giochi di percezione, di riflessione cognitivo-linguistica e giochi di stabilizzazione.

Per il *trattamento del processo di cancellazione della sillaba debole* proponiamo di partire da giochi di ascolto che prevedano l'uso di non-parole trisillabiche.

Le non-parole formano delle coppie minime la cui differenza fonetica è contenuta nella sillaba pre-tonica o nella post-tonica. Quest'ultima decisione va presa in base all'analisi in processi delle parole semplificate dal bambino ove è necessario porre particolare attenzione a quale sillaba (pre-tonica o post-tonica) viene omessa più frequentemente.

Secondo noi è importante partire da questi giochi di ascolto affinché il bambino impari a porre una maggiore attenzione a quelle sillabe che, seguendo o precedendo quella accentata, hanno una minore salienza percettiva. Inoltre proponendo queste attività vogliamo suggerire ai nostri piccoli pazienti che proprio quella sillaba, che a loro sembra così ininfluente, è portatrice della differenza di significato.

Prendiamo come esempio alcuni giochi descritti nel primo capitolo. In "Azione a comando" si decide che il bambino deve saltare dentro un cerchio disegnato a terra quando sente /pa'taka/ e deve correre verso la parete di fronte quando sente /fa'taka/ (questo nel caso in cui si stia lavorando con un bimbo che tende a cancellare principalmente la sillaba pre-tonica).

Nel gioco "Coloriamo insieme" si preparano due schede con due disegni diversi. Quando il bambino sentirà /na'tʃaka/ colorerà una parte del disegno associato a questa non parola; quando sentirà /na'tʃapa/ colorerà una parte del disegno dell'altra scheda (questo nel caso in cui si stia lavorando con un bimbo che tende a cancellare principalmente la sillaba post-tonica).

All'interno del training percettivo è anche possibile utilizzare coppie minime costruite usando parole trisillabiche. Ad esempio nel gioco "Tombola a coppie minime" si proporranno parole come: limone-timone, cavolo-tavolo, finocchio-pinocchio... Il gioco è in tutto simile a quello descritto nel secondo capitolo, salvo per il fatto che sarà solo il terapista ad estrarre le figurine dal sacchetto e a denominarle.

Se le risposte fornite dal bambino sono corrette e sicure, possiamo da subito passare ad attività di denominazione proponendo, ad esempio, l'inversione dei ruoli: il bambino conduce il gioco pronunciando le non-parole o le parole in oggetto, sperimentando così le proprie capacità di programmazione articolatoria.

Per le attività di denominazione proponiamo di cercare coppie di parole la cui differenza sia costituita dall'elisione di una sillaba. Ad esempio, ba'nana-'nana; fa'rina-'rina; po'lenta-'lenta; pa'rete-'rete; ma'lato-'lato; ca'panna-'panna; fa'rina-'fari; mi'mosa-'mimo; bo'vino-'vino...

Abbiamo utilizzato queste parole all'interno delle stesse strutture di giochi descritte nel secondo capitolo.

In seguito si programmerà un intervento di generalizzazione e stabilizzazione della configurazione sillabica proponendo parole trisillabiche ma anche quadrisillabiche.

Vogliamo a questo punto ricordare che l'articolo è, da un punto di vista fonologico, parte integrante della parola. Pertanto se si ricorre all'uso costante dell'articolo si pone il bambino di fronte a configurazione trisillabiche anche laddove la parola target è bisillabica (esempio "/la'mela/, /la'moto/, /la'pal:a/).

Per il *trattamento del processo di riduzione del gruppo consonantico* si procederà in modo analogo, partendo sempre da esercizi di ascolto. Le coppie di non-parole vanno costruite sulla base dell'analisi in processi, a seconda che il bambino attui una cancellazione totale del gruppo consonantico o la riduzione dello stesso ad un solo elemento, e a seconda del tipo di gruppo più frequentemente ridotto o cancellato (consonante sibilante + altra consonante, consonante nasale + altra consonante...).

Ad esempio, nel caso in cui un bambino attui una riduzione del gruppo consonantico ad un solo elemento elidendo sempre la sibilante nell'occorrenza consonante sibilante+consonante occlusiva, si lavorerà sul gruppo consonantico in posizione iniziale con coppie di non-parole come /'stapa/-/'tapa/, poi sul gruppo in posizione mediana, utilizzando ad esempio /'paska/-/'pak:a/ (v. i giochi percettivi descritti nel primo capitolo).

Si passerà poi alla produzione cercando sempre di attivare il controllo attentivo del bambino. Si inizierà con giochi ove le parole siano formate da coppie di parole costruite partendo sempre dall'analisi in processi delle parole semplificate dal piccolo paziente. Continuando con il nostro esempio proporremo giochi tipo Memory o Tombole (v. secondo capitolo) con coppie di parole del tipo: sposa-posa; steso-teso; spicchio-picchio; festa-fetta; stira-tira; busta-butta; scoppia-coppia...

Nel quarto capitolo troverete l'elenco delle coppie di parole che i nostri bambini ci hanno portato a creare (v. "Elenchi di coppie minime e di coppie di parole gruppo consonantico/consonante semplice") e le immagini corrispondenti (v. "Magazzino di immagini"). Queste coppie sono state individuate basandosi sulle difficoltà che maggiormente abbiamo riscontrato nei loro profili fonologici. Il programma terapeutico procederà con i giochi di generalizzazione e stabilizzazione della configurazione sillabica bersaglio. Ricordiamo che nel quarto capitolo, all'interno del paragrafo "Tabelle di parole ordinate in base alla posizione dei fonemi bersaglio" sono elencate, fonema per fonema, parole contenenti gruppi consonantici scelti fra quelli che presentano maggiori occorrenze nell'italiano (troverete i disegni corrispondenti nel "Magazzino di immagini").

Per il *trattamento del processo di riduzione dei dittonghi* procederemo in modo analogo a quanto descritto per la riduzione del gruppo consonantico.

Per ciò che concerne il *trattamento dei processi di armonia consonantica*, pochi sono i bambini che con questo genere di problema si sono rivolti al nostro Servizio. Nei casi in cui si è reso necessario un intervento in tal senso, supponendo che si trattasse di un problema di programmazione articolatoria, abbiamo escluso il training percettivo, adottando solamente il training in produzione.

La scelta del fonema bersaglio va fatta dopo un'attenta valutazione del tipo di armonia (di luogo, di modo, di sonorità), partendo dal fonema che più frequentemente viene armonizzato.

Nel primo momento del trattamento si inventano e si disegnano strutture frasali che costituiscono dei contesti fonetici facilitanti la produzione del fonema bersaglio. Ad esempio, Davide presentava nell'analisi in processi numerose armonie di luogo per cui molto spesso fonemi anteriori venivano armonizzati a fonemi più posteriori. Una delle occorrenze più frequenti era l'armonizzazione dei fonemi fricativi /f/ e /v/ che, in presenza di fonemi più posteriori, venivano prodotti come /s/ (/'filo/→/'silo/, /'foca/→/'soca/, /'foto/→/'soto/, ecc.). Si sono proposte così delle frasi ove il fonema armonizzato fosse attorniato da fonemi anteriori, in questo modo si è aiutato il bambino a fissare il luogo di articolazione impedendo il presentarsi del problema. Ad esempio si sono disegnate le seguenti frasi:

Fabio beve   Fabio ha fame   Fuffi fa "miao"   Moffi va via   ecc..

Queste frasi pronunciate, registrate e riascoltate da Davide lo hanno reso cosciente delle sue capacità di produrre quel fonema apportando gratificazione e motivazione nel proseguire le attività.

Il secondo passaggio del trattamento prevede la graduale introduzione, nelle strutture frasali, di quei fonemi che per le loro caratteristiche (o di modo o di luogo o di sonorità) inducono l'armonia.

Per Davide abbiamo scelto frasi che presentavano un solo fonema poco più posteriore, ad esempio il fonema /l/ nella frase *Fabio fa la pappa*, il fonema /n/ nella frase *Fabio fa "no"*.

Quando in contesti frasali di questo tipo il bambino era in grado di mantenere il controllo articolatorio, quale ulteriore difficoltà si sono inserite parole contenenti più fonemi posteriori non fricativi. Ad esempio:

La foto di Fabio   La nave va   La fetta è di Taffi   È nata una fata

In seguito, con gli stessi criteri, si sono presentate frasi via via più lunghe, ad esempio:

La fata fa la torta   La fata fa una fetta e la dà a Fabio.

Nel passaggio successivo si sono proposte frasi in cui fosse presente anche la fricativa più posteriore, ad esempio:

Fabio ha sete   Fabio è solo   Fabio ha sonno.

Infine si è giunti a frasi più lunghe con la presenza contemporanea di fricative anteriori e posteriori, ad esempio:

Sara fa sette foto a Fabio e Taffi   Fabio tira sei sassi a Moffi.

Per rendere meno noioso il lavoro si possono costruire con le frasi target dei piccoli racconti in sequenza, proponendo così ai bambini dei libricini fumettati, personalizzati. Ad esempio per Davide abbiamo costruito queste due brevi sequenze:

Fabio ha fame   Fufi fa "miao"   Fufi salta nel piatto
Fufi mangia la pappa di Fabio   Fufi va via   Fabio è solo
Fabio beve il latte di Fufi   È nata una fata   La fata vede Fabio
La fata fa la torta   La fata fa una fetta e la dà a Fabio.

Al bambino verrà richiesta la corretta pronuncia solo delle frasi target mentre si sorvolerà sulle altre (ad esempio nel passaggio *Fufi salta nel piatto* potremmo aspettarci, se siamo ancora nelle prime fasi del trattamento, che si ripresenti l'armonia per cui sarà bene non insistere nel richiedere la produzione corretta).

Capitolo 4
Raccolta di disegni, filastrocche, tabelle

Tratto + / - sonoro

p/b

'pol:o / 'bol:o
'pots:o / 'bots:o
'pal:a / 'bal:a
'put:o / 'but:o
'panda / 'banda

t/d

'topo / 'dopo
'Tito / 'dito
'tata / 'data
'testa / 'desta
'toza / 'doza
'korta / 'korda
'pentola / 'pendola

k/g

'kal:o / 'gal:o
'kwanto / 'gwanto
'kola / 'gola

tʃ/dʒ

'tʃelo / 'dʒelo
tʃel'ato / dʒe'lato

f/v

'fino / 'vino
'foto / 'voto
'fet:a / 'vet:a

Tratto + / - continuo

p/f

'pila / 'fila
'pori / 'fori
'pino / 'fino
'pjume / 'fjume
'porte / 'forte
'pesta / 'festa
'palko / 'falko
'patata / 'fatata
pi'nok:jo / fi'nok:jo

b/v

'bela / 'vela
'bet:a / 'vet:a
'bwoi / 'vwoi
'bel:o / 'vel:o
'bolo / 'volo

t/s

'tak:o / 'sak:o
'tas:o / 'sas:o
'bat:e / 'bas:e
'but:a / 'bus:a
'ot:o / 'os:o
'rot:o / 'ros:o
ti'mone / si'mone

Tratto + / - anteriore + / - coronale

t/k

'tor:e / 'kor:e
'Toni / 'koni
'torta / 'korta
'tori / 'kori
'tas:a / 'kas:a
'top:a / 'kop:a
'tavolo / 'kavolo
'tane / 'kane
'tubi / 'kubi

d/g

'dotʃ:ia / 'gotʃ:ia
'pjede / 'pjege
'don:a / 'gon:a
'ride /'rige
'sedano / 'segano

f/s

'faro / 'saro
'fet:e / 'set:e
'fadʒ:o / 'sadʒ:o
'foʎ:a / 'soʎ:a
'forte / 'sorte
fan'tino / san'tino

Tratto + / - continuo + / - rilascio ritardato

ts/s

'pots:o / 'pos:o
'tats:a / 'tas:a
'pats:o / 'pas:o
'mats:o / 'mas:o

tʃ/ʃ

'tʃena / 'ʃena
'tʃok:o / 'ʃok:o
'fatʃ:a / 'faʃ:a
a'tʃ:uga / a'ʃ:uga
pi'tʃ:ina / pi'ʃ:ina

Tratto + / - continuo + / - rilascio ritardato + / - anteriore

tʃ/s

'tʃel:a / 'sel:a
'tʃera / 'sera
'butʃ:ia / 'bus:a

'katʃ:ia / 'kas:a
'rotʃ:ia / 'ros:a
'atʃino / 'asino

Tratti + / - sonorante + / - nasale

b/m	d/n

b/m	d/n
'bela / 'mela	'data / 'nata
'bolo / 'molo	'dono / 'nono
'bitʃi / 'mitʃi	'dote / 'note
'bol:a / 'mol:a	'dot:e / 'not:e
	pi'dok:jo / pi'nok:jo

Tratto + / - laterale

l/r

l/r	
'lana / 'rana	'male / 'mare
'lot:a / 'rot:a	'poli / 'pori
'lut:o / 'rut:o	'pela / 'pera
'lupe / 'rupe	'pala / 'para
'mulo / 'muro	'sel:a / 'ser:a
'molo / 'moro	

Tratti + / - continuo + / - nasale + / - laterale

l/n

l/n	
'lana / 'nana	'pale / 'pane
'leve / 'neve	'filo / 'fino
'pal:a / 'pan:a	'poli / 'poni

Gruppo consonantico occlusiva + vibrante/consonante semplice

'brok:a / 'bok:a   'tromba / 'tomba
'brut:a / 'but:a   'apre / 'ape
'bruko/ 'buko

Gruppo consonantico laterale + altra consonante/consonante semplice

'palko / 'pak:o   'faltʃe / 'fatʃ:e
'malto / 'mat:o   'kolta / 'kot:a

Gruppo consonantico fricativa + occlusiva/consonante semplice

'spik:jo / 'pik:jo   'stira / 'tira
'spara / 'para   'vaska / 'vak:a
'spoza / 'poza   'festa / 'fet:a
'skop:ja / 'kop:ja   'busta / 'but:a

Gruppo consonantico fricativa + vibrante/consonante semplice

'frate / 'fate   'fronte / 'fonte
'fret:a / 'fet:a   'pjovre / 'pjove

Gruppo consonantico fricativa + fricativa/consonante semplice

'sfoglia / 'foglia

Gruppo consonantico nasale + altra consonante/consonante semplice

mento / 'met:o   'mensa / 'mes:a
'konta / 'kot:a   'banka / 'bak:a
'manto / 'mat:o

Gruppo consonantico vibrante + altra consonante/consonante semplice

'perle / 'pel:e   'parko / 'pak:o
'parla / 'pal:a   'korta / 'kot:a
'karne / 'kan:e   'orso / 'os:o

<table>
<tr><td colspan="2" align="center">Dittongo/consonante semplice</td></tr>
<tr><td>

'pal:a / 'pjal:a
pa't:ino / pja't:ino
'fori / 'fjori
'kori / 'kwori

</td><td>

'vola / 'vjola
'mele / 'mjele
'kop:a / 'kop:ja

</td></tr>
</table>

p/b
Tratto + / - sonoro

Bibi è un cucciolo di *panda*
e suona il tamburo nella *banda*
la bimba gioca a *palla*
ma quando il panda suona
la bimba *balla*.

t/d
Tratto + / - sonoro

Il *topo Tito*
si tagliò un *dito*
la mamma lo consolò
e *dopo* il dito gli fasciò.

k/g
Tratto + / - sonoro

Un *gallo* giallo
pestò un *callo*
alla sua *colf*
mentre giocava a *golf*.

* * *

La mamma cuoce la pasta
nella pentola di *coccio*
acqua ne mette un *goccio*
poi la *cola*
e nell'assaggiar
le va in *gola*.

tʃ/dʒ
Tratto + / - sonoro

Ciro piangeva, voleva il *gelato*
ma sua cugina lo teneva *celato*
nascosto bene di là in cucina,
Ciro veloce con un solo *gesto*
fece un *giro* e lo mise nel *cesto*.

* * *

Un bimbo guardò il *cielo*
e rimase di *gelo*
vide un *giglio*
e non battè *ciglio*.

f/v
Tratto + / - sonoro

Il signor Bevilacqua
col cervello molto *fino*
gusta l'acqua
e beve il *vino*
e per farsi passar la *voglia*
se lo beve dentro una *foglia*.

p/f
Tratto + / - continuo

Una *foca* fece la *fila*
per comprare una piccola *pila*
perché di luce ne aveva *poca*
e soprattutto era anche fioca.

b/v
Tratto + / - continuo

Betta è una pecora spagnola
si crede un'aquila che vola
si posa su una *vetta* o su una *vela*
ma spesso si dimentica e poi *bela*.

t/s
Tratto + / - continuo

La signora ha rotto il *tacco*
l'ha nascosto dentro un *sacco*
per poterlo riattaccare
bussa per farlo riparare
ma il calzolaio tutto irato
glielo *butta* su di un prato.

t/k
Tratti + / - anteriore
+ / - coronale

Toni è un bimbo dalla vista *corta*
e *corre* sulla *torre* con una *torta*,
deve posare la torta sopra il *tavolo*
invece cosa fa? La mette sotto un
cavolo!

d/g
Tratti + / - anteriore
+ / - coronale

Dalla vecchia *doccia*
cadde una *goccia*
la goccia gocciolò sopra un piede
di una *donna* con la *gonna* a pieghe.

ts/s
Tratti + / - continuo
+ / - rilascio ritardato

C'era una *pazzo*
un poco tozzo
passo *passo*
andò nel *pozzo*
lì trovò un grosso *masso*
e prese fiori a più non *posso*
per farne poi un grosso *mazzo*.

tʃ/ʃ
Tratti + / - continuo
+ / - rilascio ritardato

Un'*acciuga* al sole si *asciuga*
sopra una foglia di lattuga.

* * *

La scimmia Lena
non andò in *scena*
per andare a *cena*.
Nello scender le scale
cadde, si fece male
e la *faccia* le gonfiò
si mise una *fascia*
e subito le passò.

tʃ/s
Tratti + / - continuo
+ / - rilascio ritardato
+ /- anteriore

Una guardia uscì dalla *cella*
e posò su un *asino* una *sella*,
una *cassa*, un fucile per andare a *caccia*
e un *acino* che usò come cartuccia.

* * *

Una *rossa* bertuccia
mangiò la banana, tolse la buccia
e la buttò sopra una *roccia*.
La buccia di *sera*
come *cera* diventò
e la bertuccia scivolò.

l/r
Tratto + / - laterale

Una *rana* un po' pazza e un po' strana
filava la *lana* dentro una tana;
poi per fare sempre la *rima*
con la lingua leccava la *lima*.

* * *

Un *mulo* di testa un po' duro
nella *serra* saltava un *muro*.
Non voleva la *sella* perché era *rotta*
e per non metterla faceva la *lotta*.

b/m
Tratti + / - sonorante
+ / - nasale

Ci sono due *mici*
che van sulla *bici*.
C'è una pecora che *bela*
perché vuol mangiar la *mela*.
C'è una pera con la *muffa*
è di una donna molto *buffa*.

l/n
Tratto + / - continuo
+ / - nasale
+ / - laterale

Luana la *nana*
aveva una gonna di *lana*
dopo tante *lotte*
se la tolse di *notte*
e restò col pigiamino
di *filo fino* al mattino.

d/n
Tratti + / - sonorante
+ / - nasale

Era di *notte*
quando è *nata* una fata
allor le fate *dotte*
proprio in quella *data*
le han dato in *dote*
un cofano pieno di *note*.

Gruppo consonantico occlusiva + vibrante/consonante semplice

Un piccolo *bruco*
uscì dal suo *buco*
vide una *brocca*
e la portò alla *bocca*.

Gruppo consonantico laterale + altra consonante/consonante semplice

Una donna *colta*
prese una *cotta*
per un uomo *matto*
che beveva solo *malto*
sotto una grossa cappa
e per cucchiaio usava una scarpa.

Gruppo consonantico fricativa + occlusiva/consonante semplice

La *sposa* nel suo giorno di *festa*
a mangiare una *fetta* di torta si appresta.
Poi sul tavolo, su una *busta posa*
il suo bouquet tutto rosa.
E prima di sera, come vuole il rito
il suo bouquet *butta* sulle ragazze da marito.

Gruppo consonantico fricativa + vibrante/consonante semplice

Un *frate* fece una torta
alle *fate* ne diede una *fetta*
la mangiarono tutti di *fretta*
poi andarono a bere alla *fonte*
e si lavarono anche la *fronte*.

Gruppo consonantico nasale + altra consonante/consonante semplice

Un indiano un po' *matto* e un po' strano
passeggia felice in un campo di grano
ha un *manto* di seta che striscia
sembra indossare una pelle di biscia.

* * *

Pippi stamane andò in *banca*
non fece la *conta* perché era stanca
uscì poi per cercare un cespuglio
e trovò una *bacca* rosso vermiglio
la fece cuocere, finché era ben *cotta*
e dopo la mise sopra la torta.

Gruppo consonantico vibrante + altra consonante/consonante semplice

Un grosso *orso*
girava nel *parco*
cercava un *osso*
e lo trovò in un *pacco*.

* * *

La bimba nel *parco*
ha trovato in un *pacco*
una collana di *perle*
che stavan ben
sulla *pelle* abbronzata
della zia Fortunata.

**Dittongo/consonante
semplice**

Una /i/ birichina
in alcune parole s'infilò
e i *fori* in *fiori* trasformò;
il *patto* un *piatto* diventò;
il bimbo con la *palla* non giocò
perché la *palla* una *pialla* diventò.

Tabelle di parole ordinate in base alla posizione dei fonemi bersaglio

/t/ gruppo cons.	/t/ semplice	/m/ gruppo cons.	/m/ semplice	/b/ gruppo cons.	/b/ semplice	/p/ gruppo cons.	/p/ semplice
malto	1 topo	campo	1 mare	brocca	1 bici	prete	1 pane
conta	2 tubi	bimbo	2 mela	cobra	2 beve	apre	2 pollo
fantino	3 tappo	smog	3 mago	barba	3 baffi	carpa	3 pesce
stira	4 dito	arma	4 ramo	bimbo	4 cubi	sposa	4 topo
festa	5 fate	palma	5 gnomo	blocco	5 cibo	ruspa	5 lupe
tromba	6 gatto		6 fumo	sbatte	6 tubi	platano	6 coppa
metro	7 tesoro		7 melone		7 balena	talpa	7 patata
forte	8 tavolo		8 motore		8 buffone	campo	8 pecora
deserto	9 timone		9 muffole		9 birilli		9 piscina
	10 motore		10 lumaca		10 sciabola		10 sapone
	11 dottore		11 famiglia		11 rubano		11 cipolle
	12 lettera		12 timone		12 cabina		12 tappeto

/g/ gruppo cons.	/g/ semplice	/k/ gruppo cons.	/k/ semplice	/n/ gruppo cons.	/n/ semplice	/d/ gruppo cons.	/d/ semplice
lunga	1 gatto	banca	1 coppa	conta	1 naso	panda	1 dito
alga	2 gufo	scappa	2 cubi	fantino	2 neve	pendola	2 doccia
grassa	3 goccia	vasca	3 casa	panda	3 noci	caldo	3 duro
magro	4 mago	classe	4 foca	pendola	4 cane	dritto	4 coda
targa	5 sega	palco	5 pacco	gonfia	5 lana	padre	5 fede
sgabello	6 rughe	crema	6 bocca	inventa	6 pino	corda	6 ride
glu glu	7 gallina	parco	7 carota	banca	7 nuvole	bugiardo	7 divano
	8 gazzella		8 coniglio	pancia	8 nocciola		8 denaro
	9 gorilla		9 cabina	lunga	9 natale		9 dottore
	10 regalo		10 pecora	snello	10 denaro		10 padella
	11 sigaro		11 racchetta	mensa	11 coniglio		11 sedano
	12 ragazzo		12 zoccolo	mangia	12 maniglia		12 pedale
				insetto			
				danza			
				carne			

segue

/f/ semplice	/f/ gruppo cons.	/v/ semplice	/v/ gruppo cons.	/s/ semplice	/s/ gruppo cons.	/ʃ/ semplice	/ʃ/ gruppo cons.
1 foca	frate	1 vaso	sveglia	1 sega	sposa	1 sci	
2 fate	farfalla	2 vino	piovre	2 sole	mensa	2 scena	
3 fumo	soffre	3 vela	calvo	3 saggio	ruspa	3 scialle	
4 baffi	flauto	4 beve	inventa	4 cassa	sfoglia	4 pesce	
5 caffè	golf	5 neve		5 tasso	scappa	5 biscia	
6 gufo	sfoglia	6 lava		6 basso	orso	6 coscia	
7 fucile	gonfia	7 valigia		7 sapone	vasca	7 scivolo	
8 farina		8 vigile		8 sirena	falso	8 sceriffo	
9 famiglia		9 vitello		9 sedano	stira	9 sciabola	
10 buffone		10 tavolo		10 fossile	insetto	10 cuscino	
11 ceffone		11 nuvole		11 cassetto	festa	11 piscina	
12 muffole		12 scivolo		12 rossetto		12 cascina	

/z/ semplice	/z/ gruppo cons.	/tʃ/ semplice	/tʃ/ gruppo cons.	/dʒ/ semplice	/dʒ/ gruppo cons.	/ts/ semplice	/ts/ gruppo cons.
1 /	sbatte	1 ciuccio	falce	1 gilè	mangia	1 zappa	danza
2 /	sgabello	2 cibo	torcia	2 giro		2 zucca	alza
3 /	smog	3 città	pancia	3 gioco		3 zoppo	
4 naso	snello	4 bici		4 legge		4 pazzo	
5 casa	sveglia	5 noci		5 raggio		5 pizza	
6 rosa	slitta	6 doccia		6 fugge		6 cozza	
7 /		7 ceffone		7 giraffa		7 zucchero	
8 /		8 cerini		8 gelato		8 zoccolo	
9 /		9 cipolle		9 girini		9 zattera	
10 tesoro		10 nocciola		10 regina		10 tazzina	
11 posate		11 cucina		11 vigile		11 puzzola	
12 musica		12 fucile		12 pagina		12 pezzato	

segue

/dz/ semplice	/dz/ gruppo cons.	/r/ semplice	/r/ gruppo cons.	/l/ semplice	/l/ gruppo cons.	/ɲ/ semplice	/ɲ/ gruppo cons.
1 zaino	zanzara	1 rosa	prete	1 lupe	talpa	1 gnomo	
2 zip		2 rana	apre	2 lava	palma	2 gnocchi	
3 Zorro		3 ride	carpa	3 legge	malto	3 gnu	
4 gazza		4 pera	brocca	4 pollo	caldo	4 ragno	
5 razzo		5 mare	cobra	5 mela	palco	5 pigna	
6 mezza		6 torre	barba	6 sole	platano	6 bagno	
7 zigomo		7 rossetto	arma	7 lumaca	blocco	7 /	
8 zavorra		8 racchetta	tromba	8 lavagna	classe	8 /	
9 /		9 ragazzo	metro	9 lettera	glu glu	9 /	
10 gazzella		10 sceriffo	forte	10 gelato	flauto	10 bagnino	
11 gazzetta		11 giraffa	deserto	11 balena	golf	11 pignatta	
12 dozzina		12 carota	dritto	12 melone	falso	12 pugnale	
			padre		falce		
			corda		alga		
			bugiardo		calvo		
			carne		alza		
			frate		slitta		
			soffre		perle		
			farfalla				
			perle				
			crema				
			parco				
			grassa				
			magro				
			targa				
			torcia				
			orso				
			piovre				

segue

/ʎ/ semplice	/ʎ/ gruppo cons	Semiconsonante /j/	Semiconsonante /w/		
1 /		iena	uovo		
2 /		genio	cuori		
3 /		fiori	quanto		
4 foglia		fiume	buoi		
5 maglia		miele	vuoi		
6 giglio		piede	lingua		
7 /		scimmia			
8 /		negozio			
9 /		piattino			
10 coniglio					
11 maniglia					
12 famiglia					

A	acciuga acino alga alza	ape apre arma (v. "fucile" nelle figure)	asciuga asino
B	bacca baffi bagnino bagno balena balla banca banda barba basse basso batte bela bello	Betta beve bici bimbo (v. "Ciro" nelle figure) birilli biscia blocco bocca bolla bollo bolo bozzo brocca	bruco brutta buccia buco buffone bugiardo (v. "Pinocchio" nelle figure) buoi bussa busta butta butto
C	cabina caccia caffè caldo (v. "deserto" nelle figure) callo calvo campo cane canne carne carota carpa casa cascina cassa cassetto cavolo ceffone celato	cella cena cera cerini cesto cibo cielo ciglio ciocco cipolle Ciro città ciuccio classe (v. "posso" nelle figure) cobra coccio coda cola colf	colta coni coniglio (v. "bacca" nelle figure) conta coppa coppia corda cori corre corta coscia cotta cozza crema cubi cucina cuori cuscino
D	danza (v. "balla" nelle figure) data denaro deserto desta dito	divano doccia donna dono dopo dosa dote	dotte dottore dozzina dritto duro

segue

F	facce	fatata	foglia
	faccia	fate	fogna
	faggio	fede	fonte
	falce	festa	fori
	falco	fetta	forte
	falso (v. "Pinocchio" nelle figure)	fette	fossile
		fila	foto
	famiglia (v. "cena" nelle figure)	filo	frate
		fino	fretta
	fantino	finocchio	fronte
	farfalla	fiori	fucile
	farina	fiume	fugge (v. "scappa" nelle figure)
	faro	flauto	
	fascia	foca	fumo
G	gallina	gilè	goccio
	gallo	gioco	gola
	gatto	giraffa	golf
	gazza	girini	gonfia (v. "bolla" nelle figure)
	gazzella	giro	
	gazzetta	glu glu (v. "beve" nelle figure)	gonna
	gelato		gorilla
	gelo	gnocchi	grassa (v. "nana" nelle figure)
	genio	gnomo	
	gesto	gnu	guanto
	giglio	goccia	gufo
I	iena	insetto (v. "ape" nelle figure)	inventa
L	lana	leve	lunga (v. "fila" nelle figure)
	lava	lingua	
	lavagna	lotta	lupe
	legge	lumaca	lutto
	lettera		
M	maglia (v. "Rossa" nelle figure)	matto	mici
		mazzo	miele
	mago	mela	molla
	magro	mele	molo
	male	melone	moro
	malto	mensa	motore
	mangia	mento	muffole
	maniglia	messa	mulo
	manto	metro	muro
	mare	metto	musica
	masso	mezza	
N	nana	negozio	nono
	naso	neve	note
	nata	nocciola	notte
	natale	noci	nuvole

O	orso	osso	otto
P	pacco	pecora	pino
	padella	pedale	Pinocchio
	padre (v. "stira" nelle figure)	pela	piove
	pagina	pelle	piovre
	pala	pendola	piscina
	palco	pentola	piume
	pale	pera	pizza
	palla	perle	platano
	palma	pesce	pollo
	pancia	pesta	poli
	panda	pezzato (v. "pony" nelle figure)	pony
	pane	pialla	pori
	panna	piattino	porte
	para	picchio	posa
	parco	piccina	posate
	parla	pidocchio	posso
	passo	piede	pozzo
	patata	pieghe	prete
	pattìno	pigna	pugnale
	pazzo (v. "matto" nelle figure)	pignatta	putto
		pila	puzzola
Q	quanto		
R	racchetta	regina	rotto
	ragazzo	ride	rubano
	raggio	righe	rughe
	ragno	roccia	rupe
	ramo	rosa	ruspa
	rana	rossa	rutto
	razzo	rossetto	
	regalo (v. "dono" nelle figure)	rosso	
		rotta	
S	sacco	sciocco (v. "matto" nelle figure)	sirena
	saggio		slitta
	santino	scivolo	smog
	sapone	scoppia	snello (v. "magro" nelle figure)
	Saro	sedano	
	sasso	sega	soffre (v. "lutto" nelle figure)
	sbatte	segano	
	scappa	sella	sogna
	scena	sera	sole
	sceriffo	serra	sorte
	sci	sette	spara
	sciabola	sfoglia	spicchio
	scialle	sgabello	sposa
	scimmia	sigaro	stira
		Simone	sveglia

segue

T	tacco talpa tane tappeto tappo targa tassa tasso tata tavolo		tazza tazzina tesoro testa timone tira Tito tomba Toni topo		toppa torcia tori torre torta tosa tromba tubi
U	uovo				
V	vacca valigia varo vasca vaso vede		vela vello vetta vigile vino viola		vitello voglia vola volo voto vuoi
Z	zaino zanzara zappa zattera		zavorra zigomo zip zoccolo		zoppo Zorro zucca zucchero

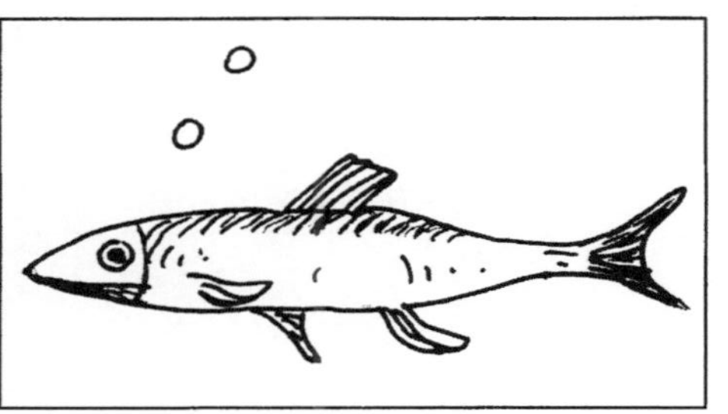

Acciuga

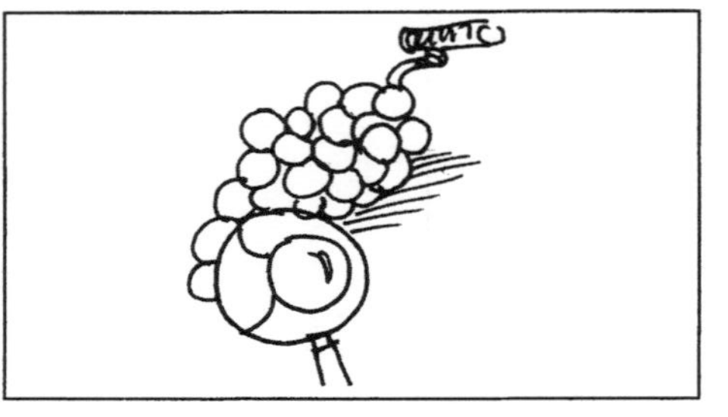

Acino

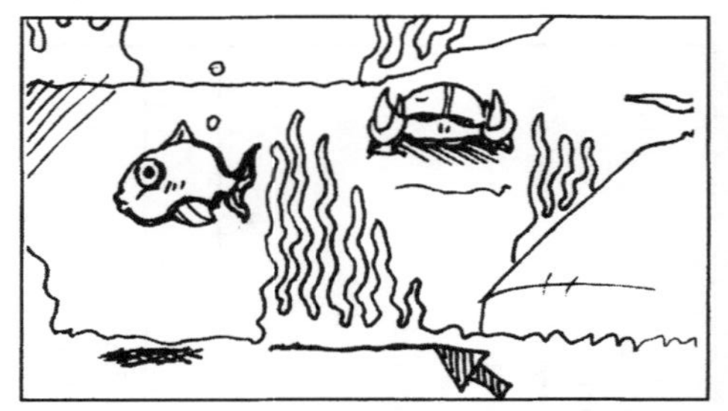

Alga

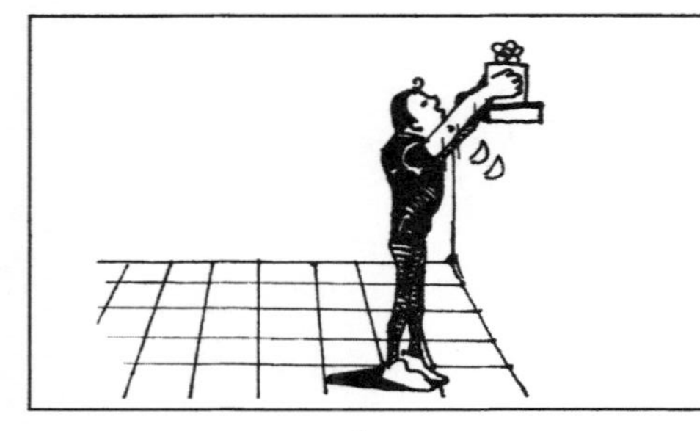

Alza

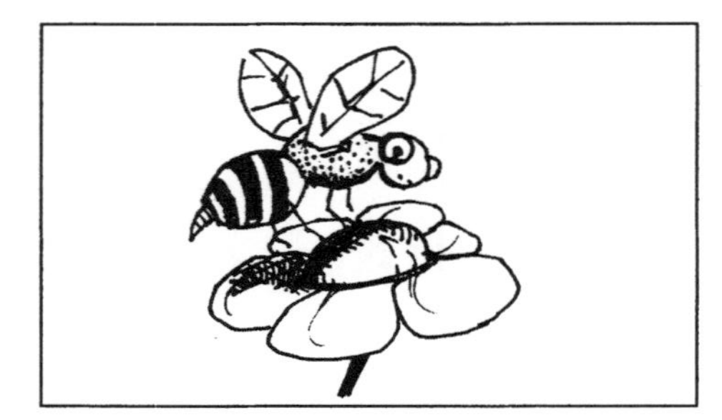

Ape

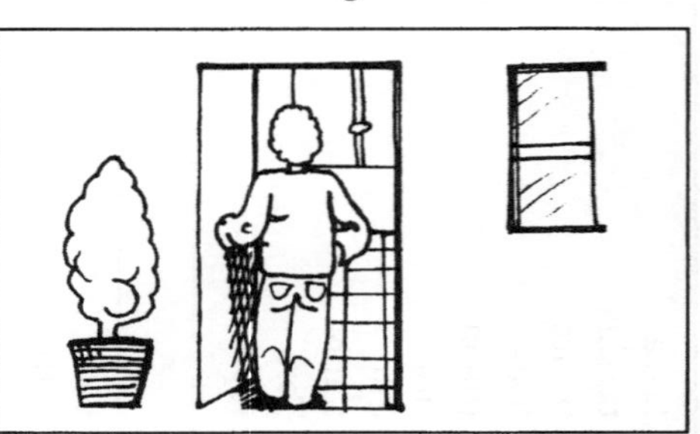

Apre

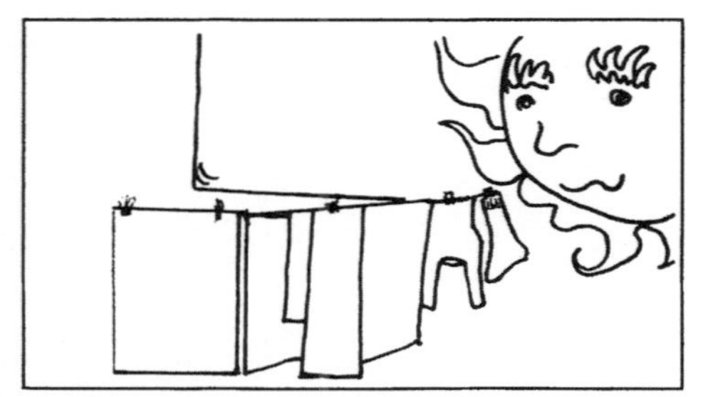

Asciuga

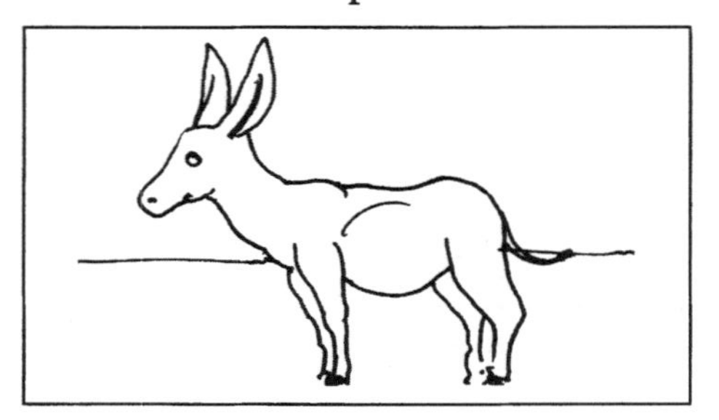

Asino

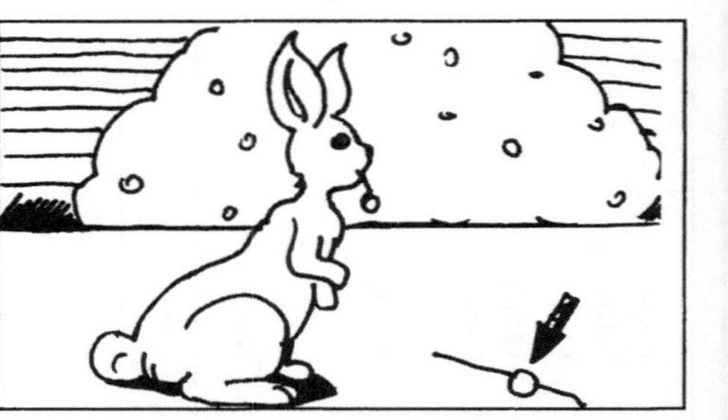

Bacca/Coniglio

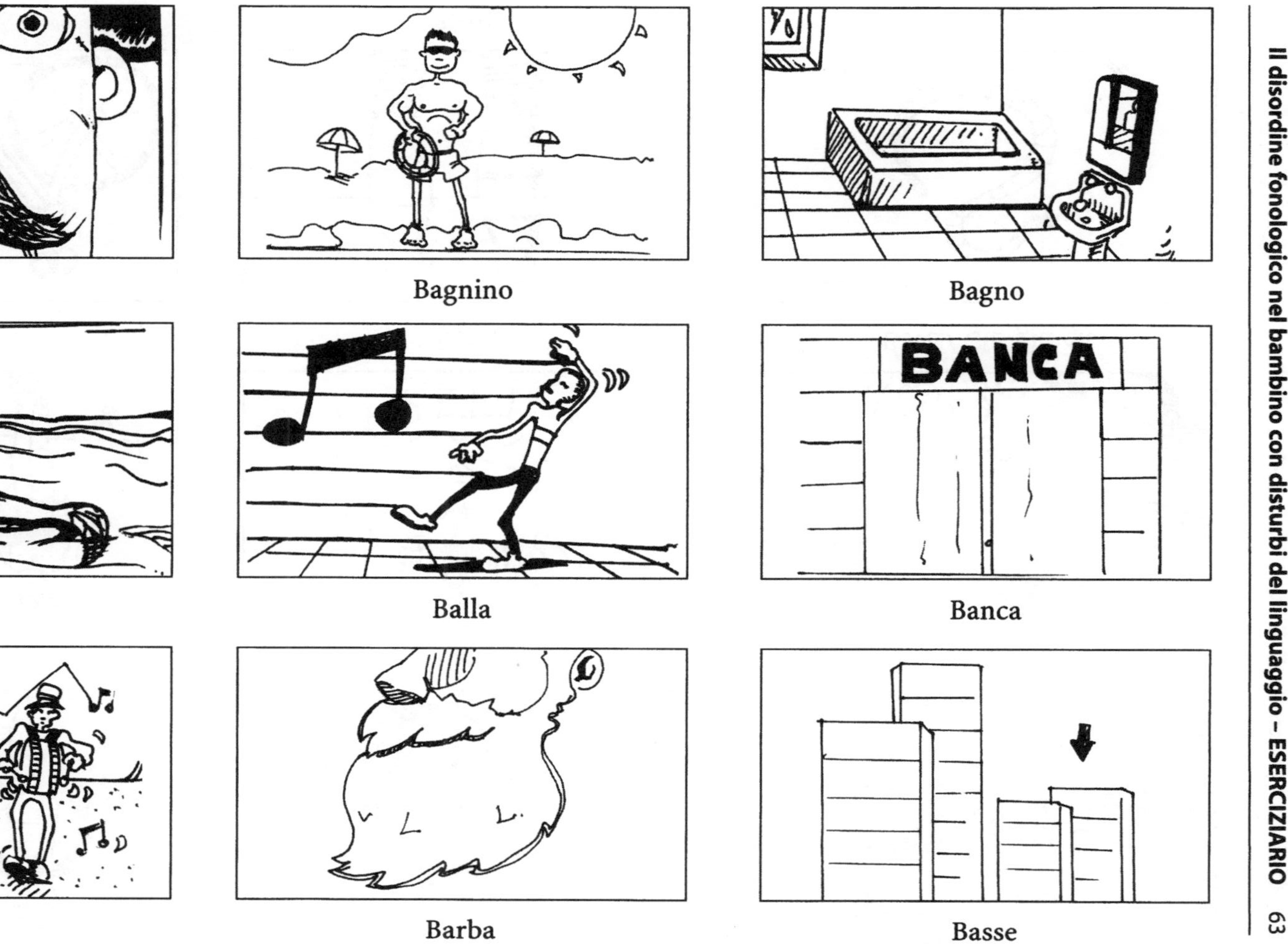

Baffi

Bagnino

Bagno

Balena

Balla

Banca

Banda

Barba

Basse

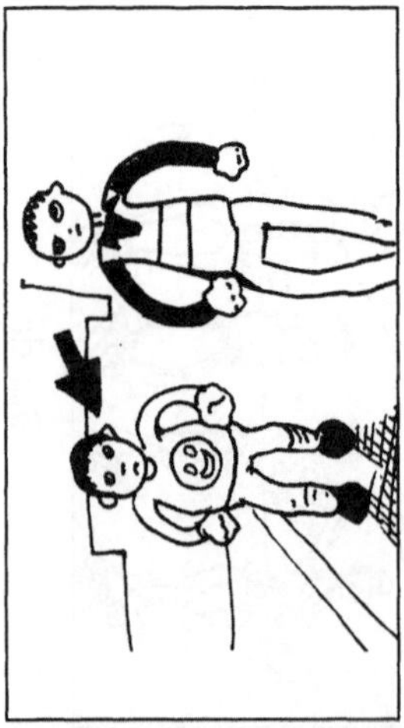

Bela

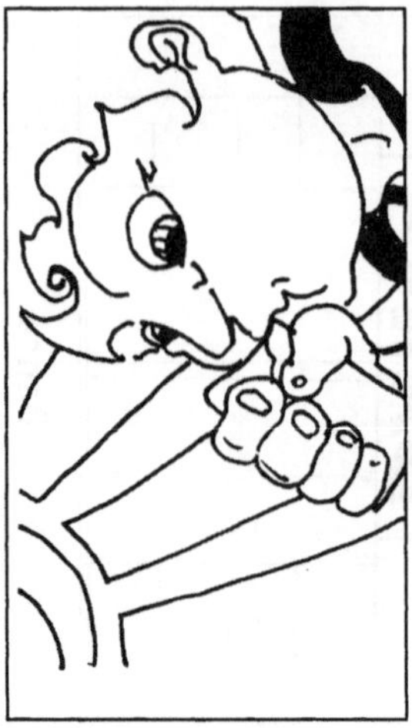

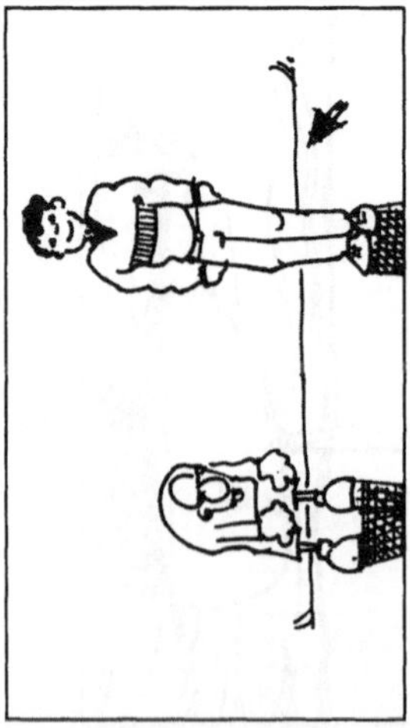

Beve / Glu-glu-glu

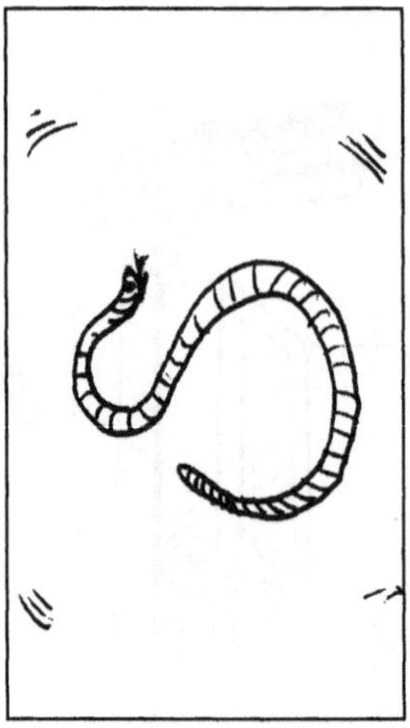

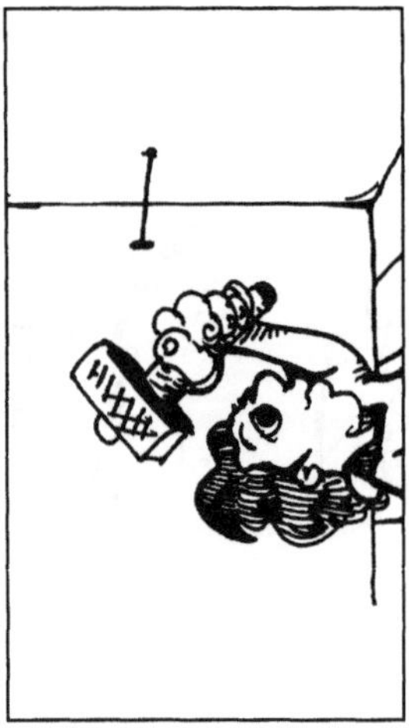

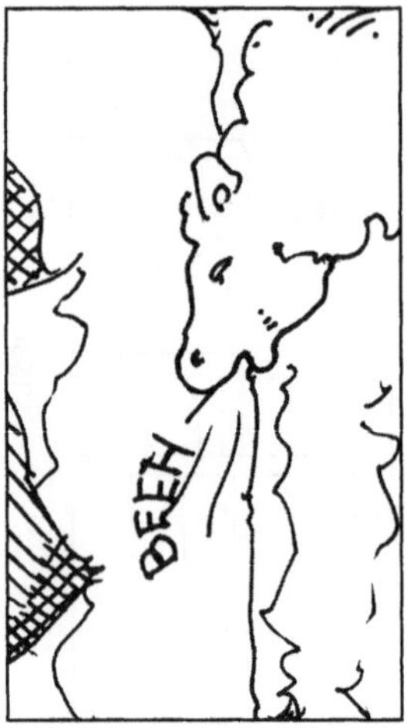

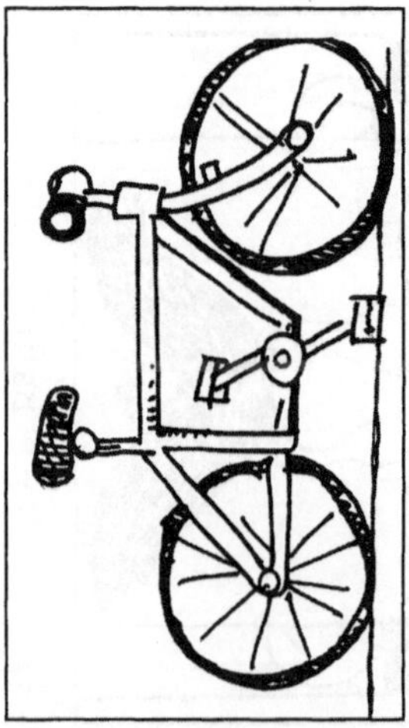

Biscia

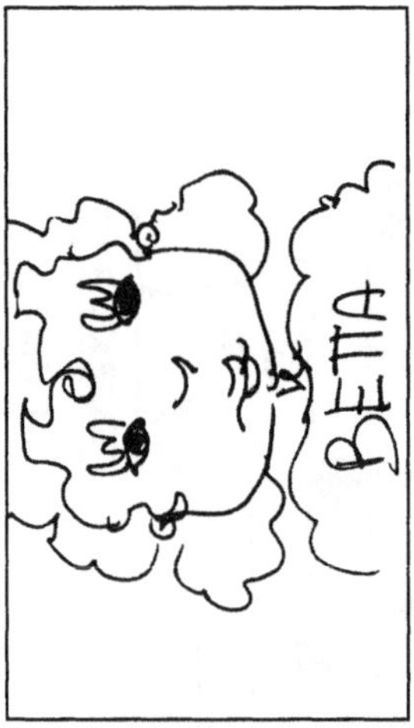

Batte

Betta

Birilli

Basso

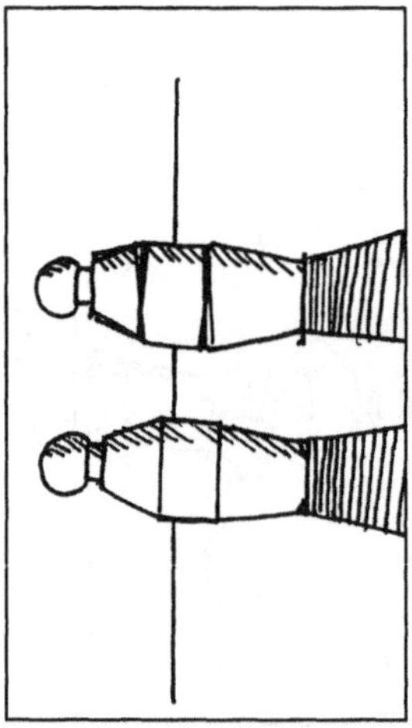

Bello

Bici

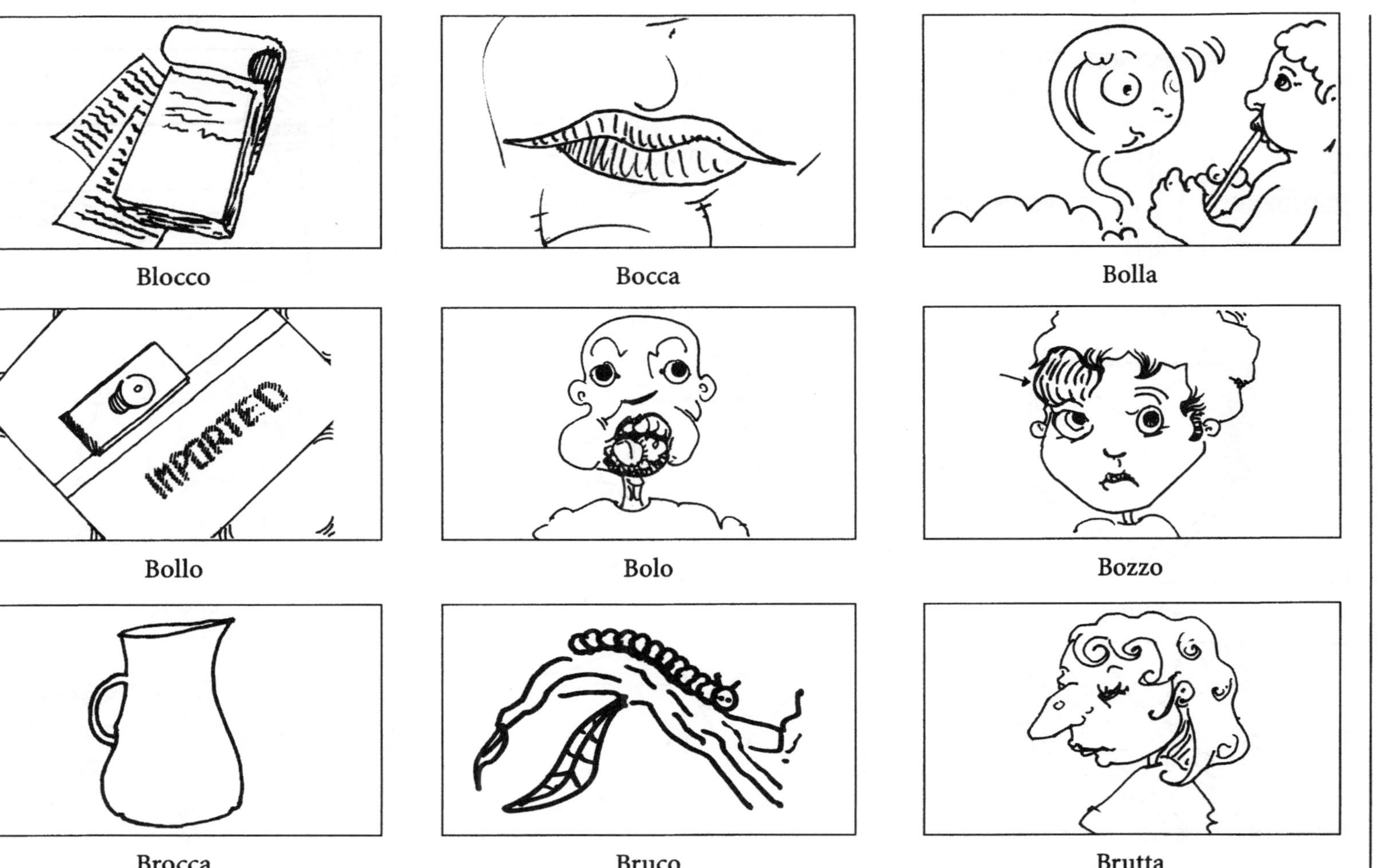

Blocco
Bocca
Bolla
Bollo
Bolo
Bozzo
Brocca
Bruco
Brutta

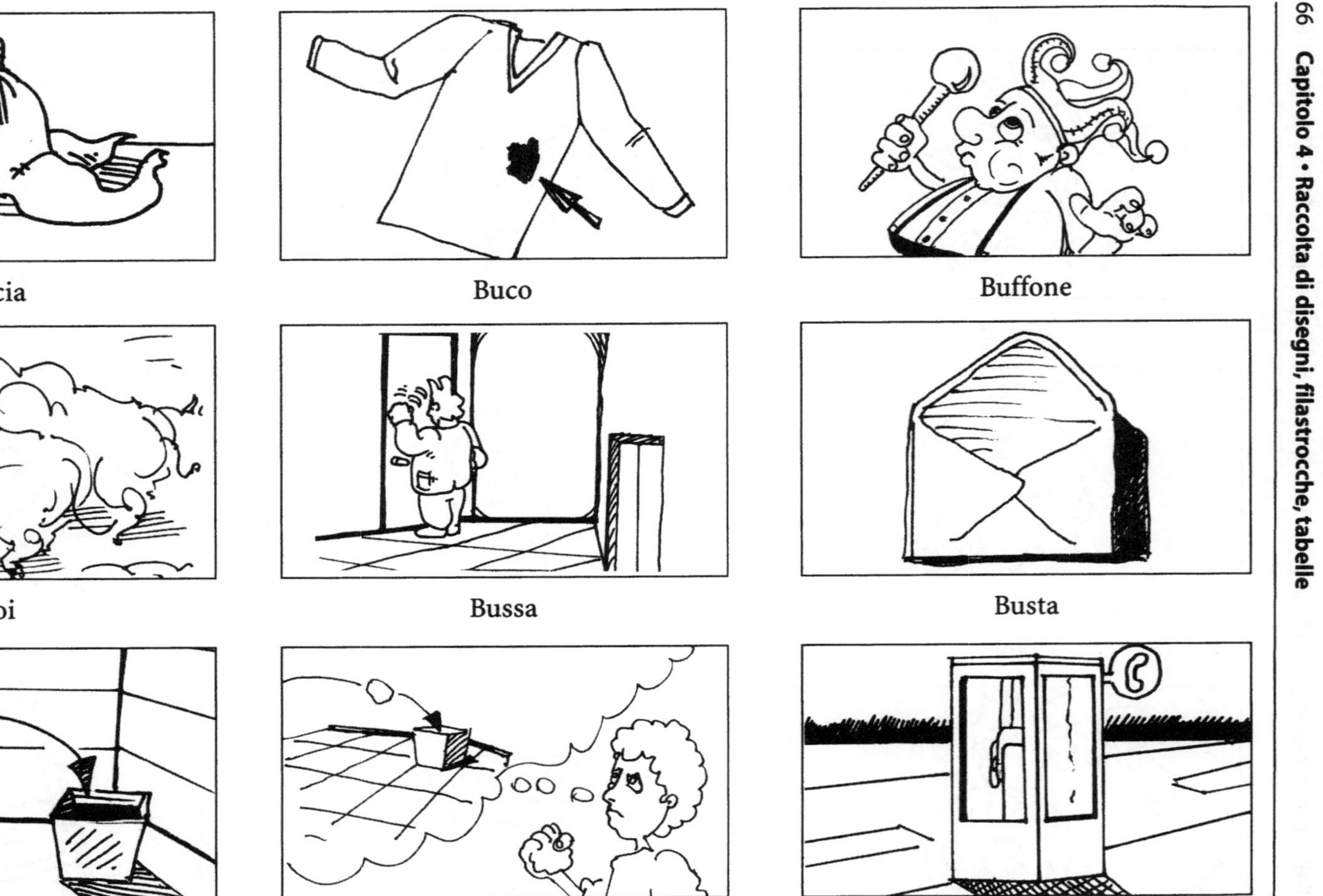

Buccia

Buco

Buffone

Buoi

Bussa

Busta

Butta

Butto

Cabina

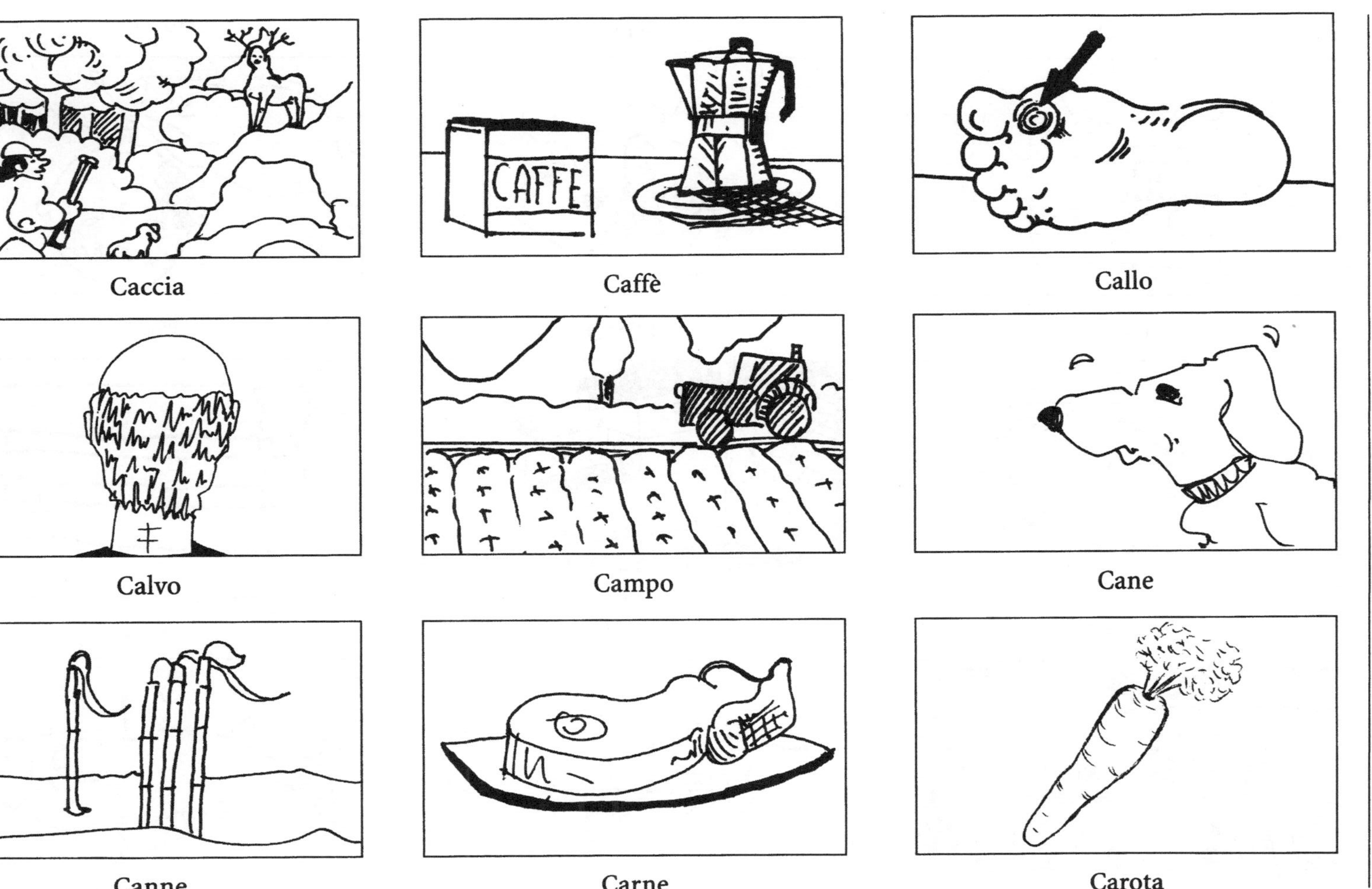

Caccia
Caffè
Callo
Calvo
Campo
Cane
Canne
Carne
Carota
CAFFE

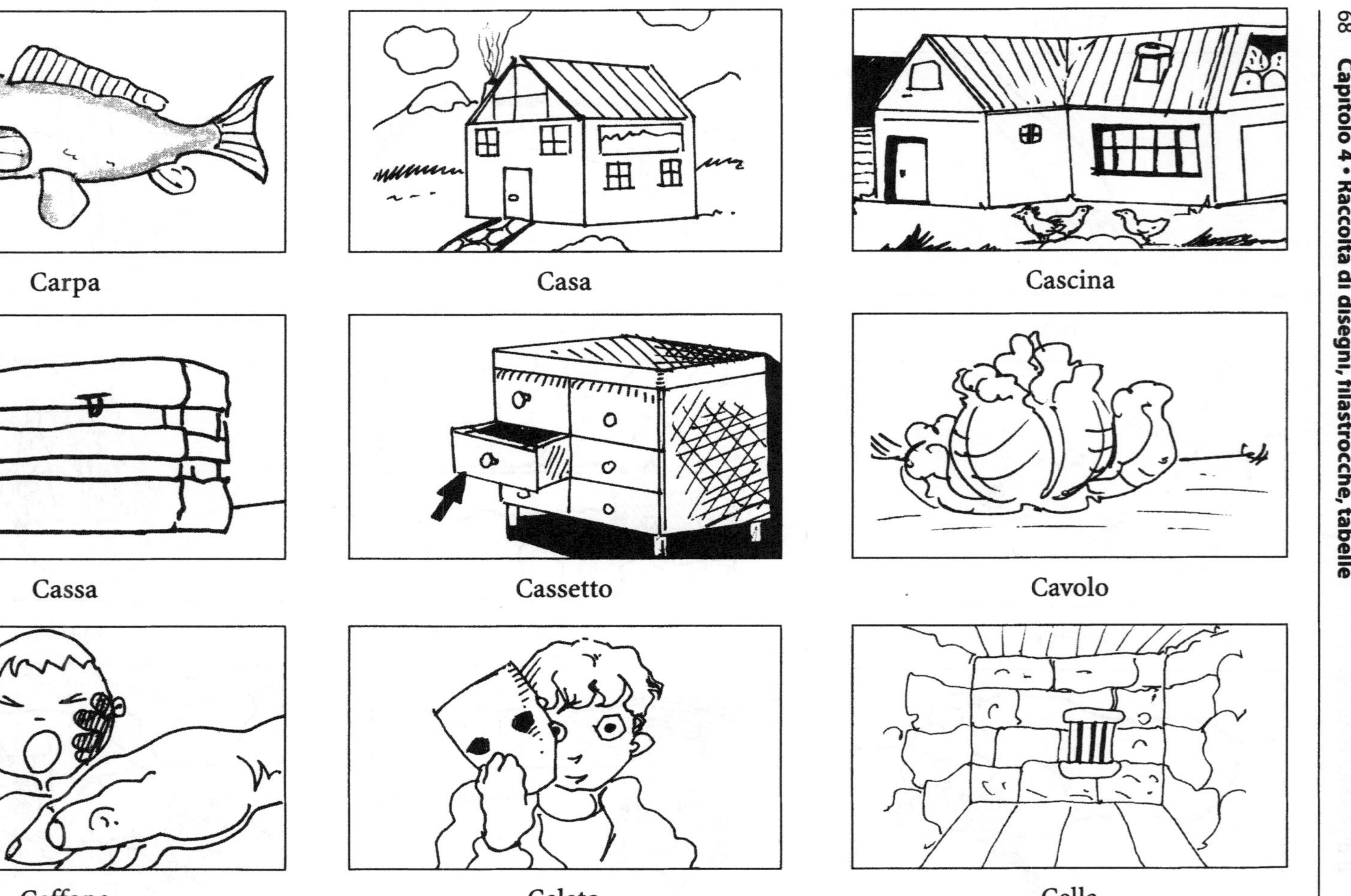

Carpa
Casa
Cascina
Cassa
Cassetto
Cavolo
Ceffone
Celato
Cella

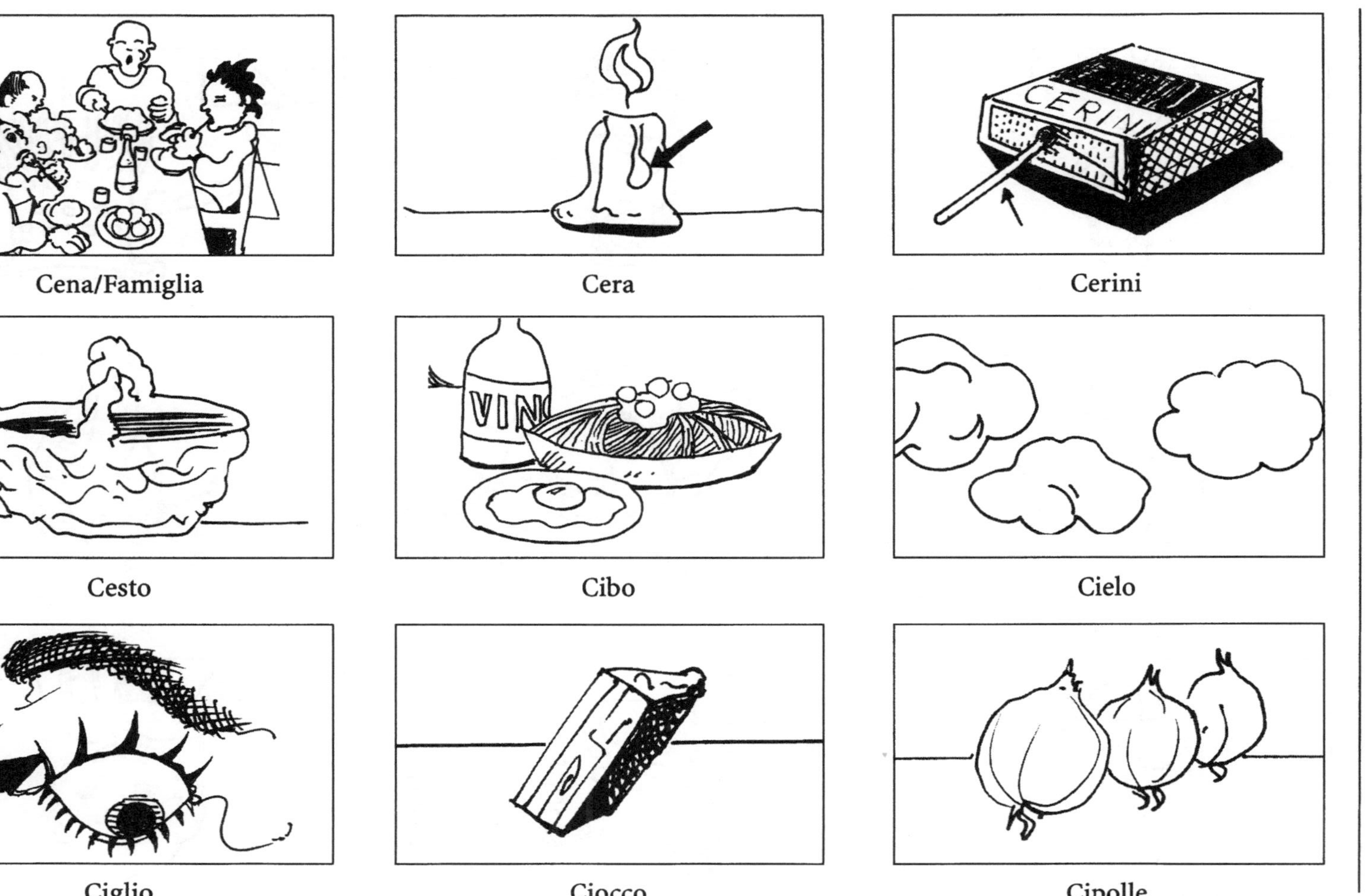

Cena/Famiglia
Cera
Cerini
Cesto
Cibo
Cielo
Ciglio
Ciocco
Cipolle

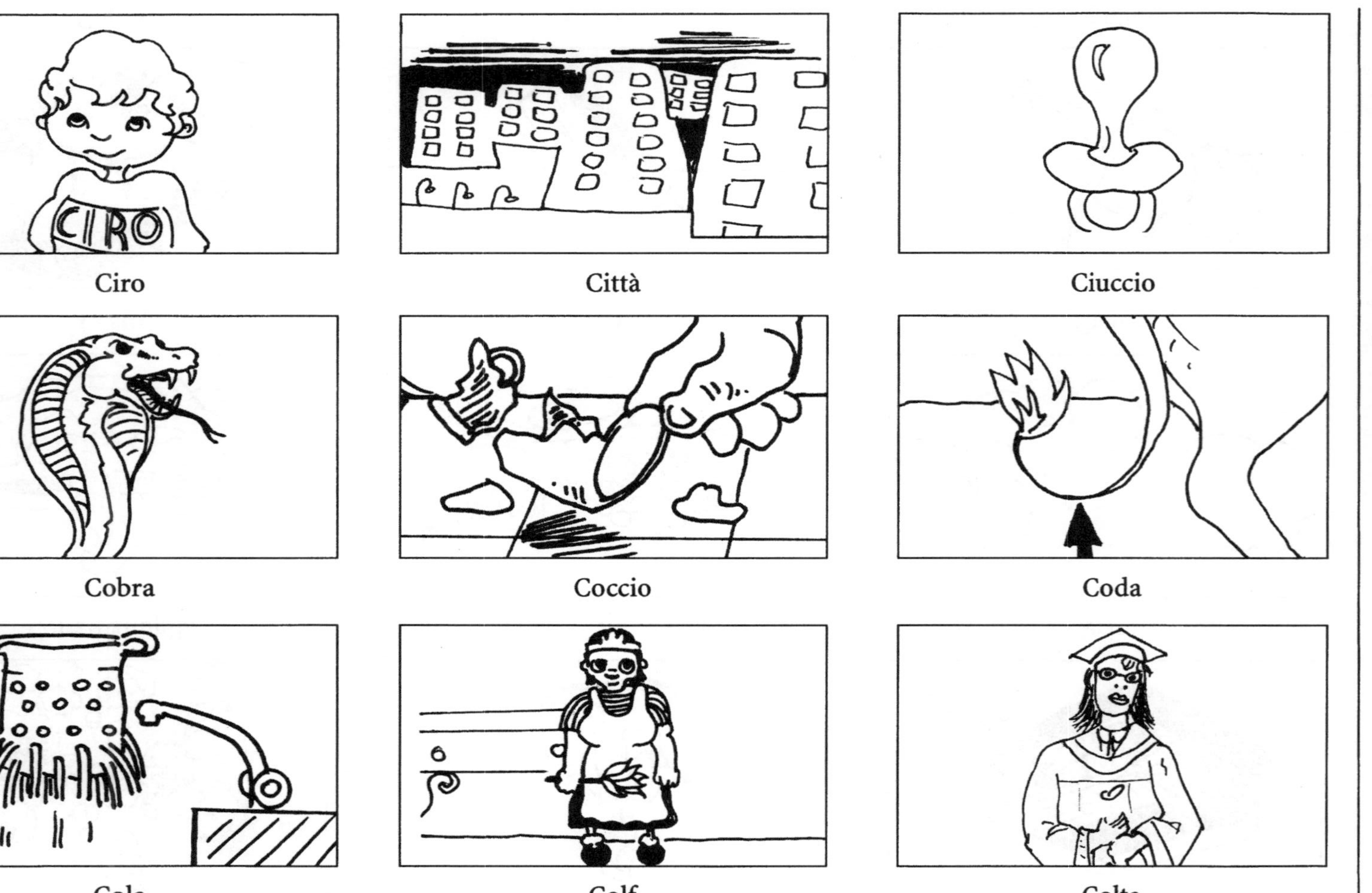
Ciro
Città
Ciuccio
Cobra
Coccio
Coda
Cola
Colf
Colta

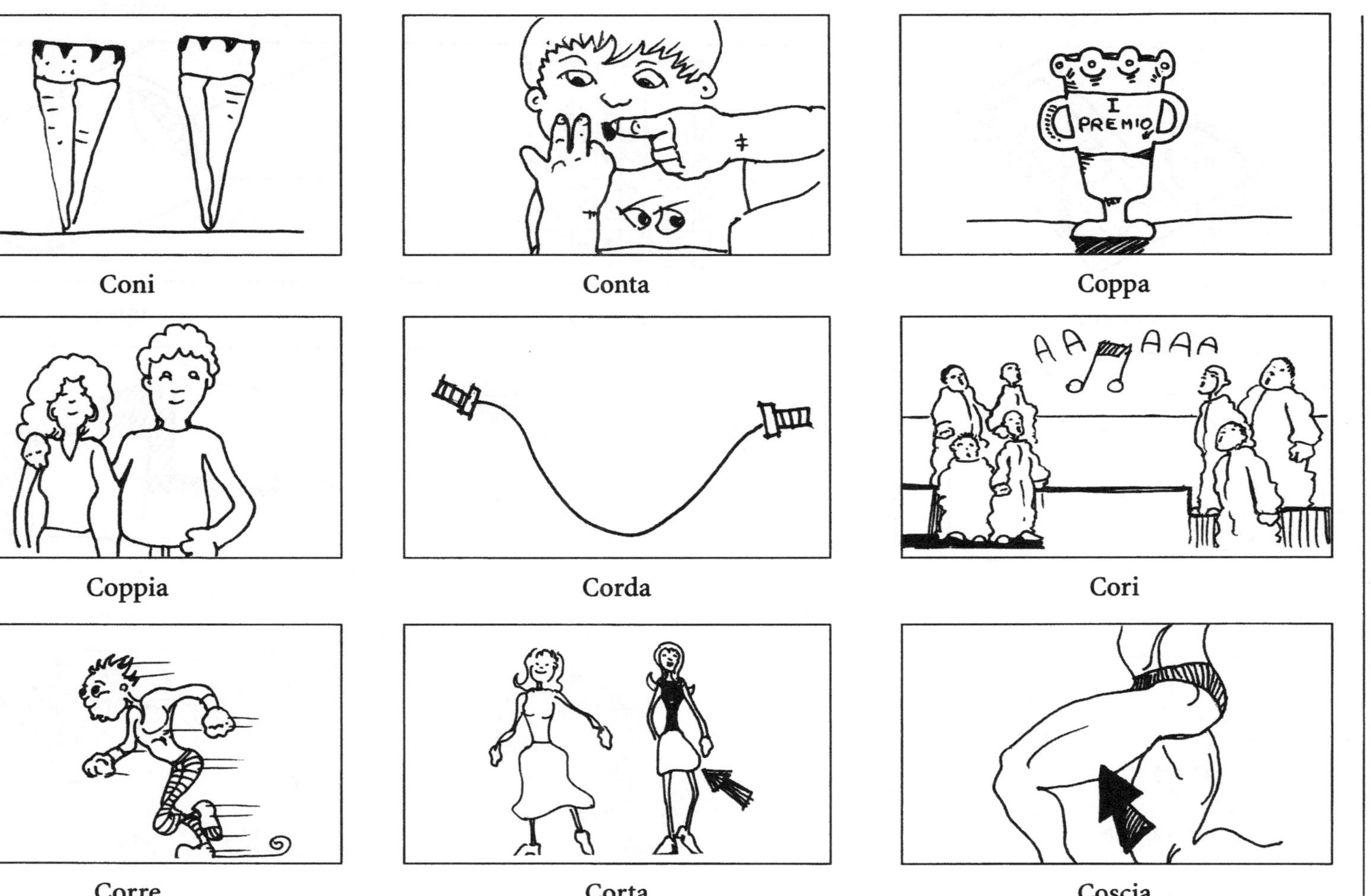
Coni
Conta
I PREMIO
Coppa
Coppia
Corda
AA AAA
Cori
Corre
Corta
Coscia

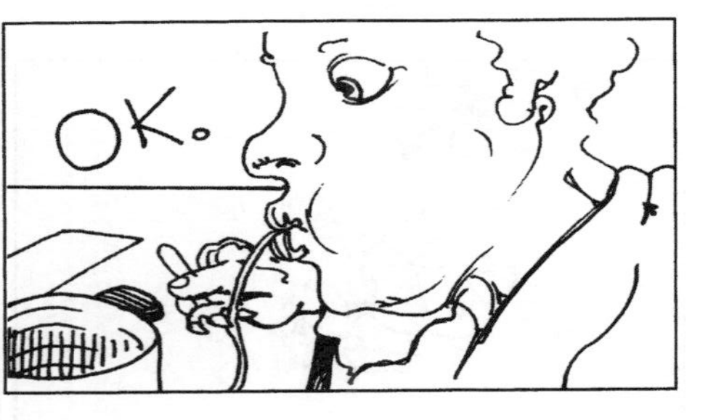

Cotta

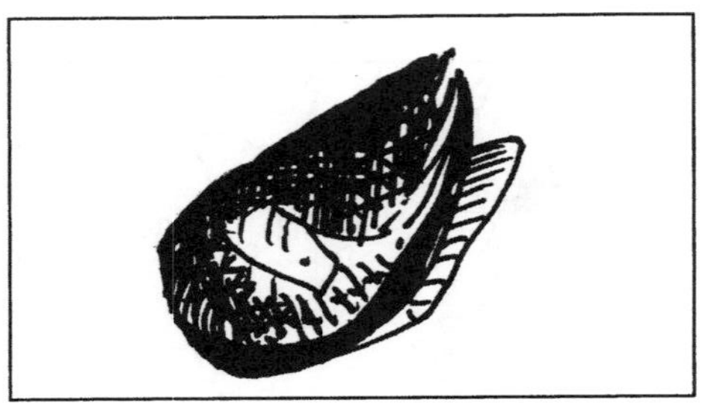

Cozza

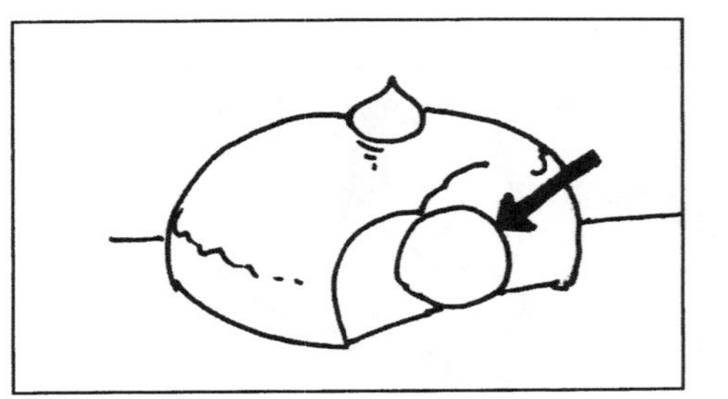

Crema

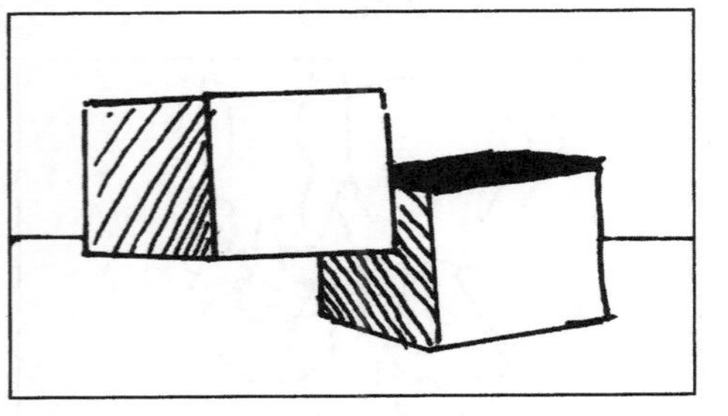

Cubi

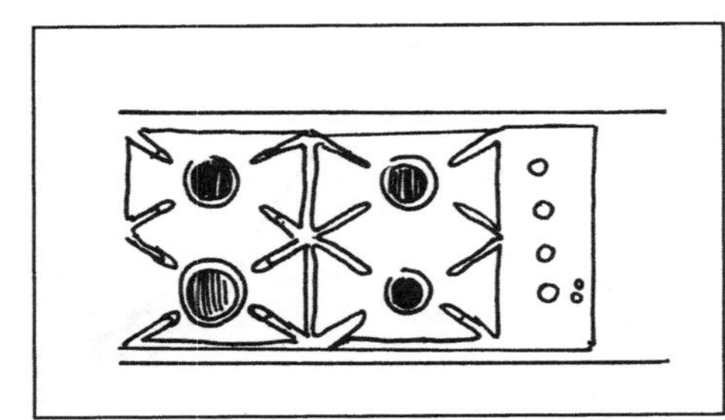

Cucina

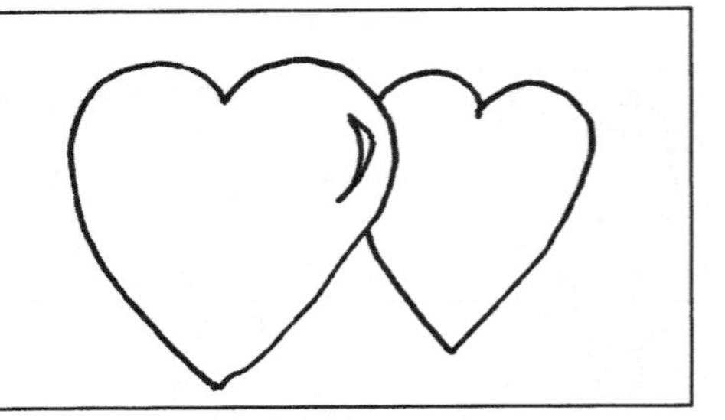

Cuori

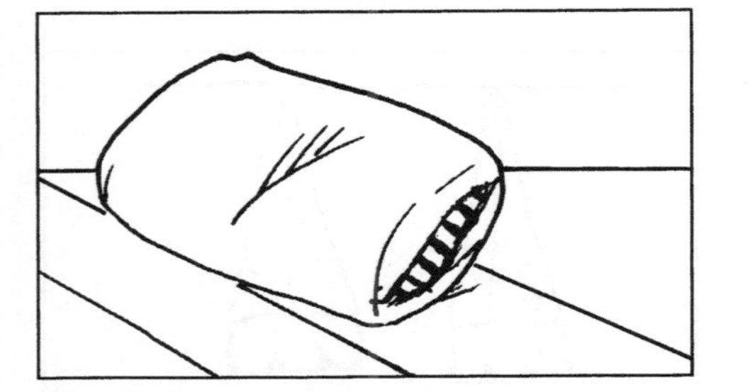

Cuscino

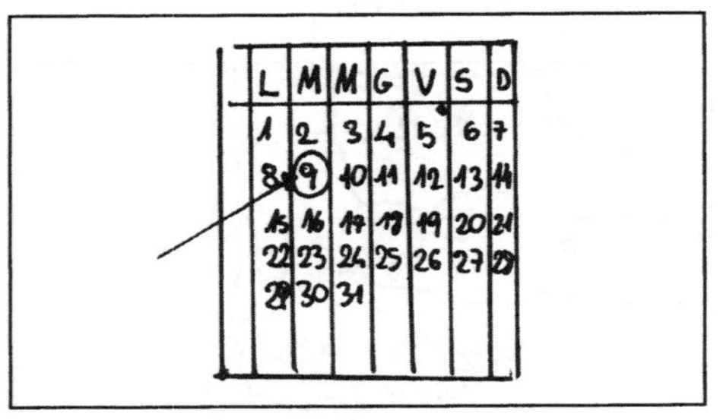

Data

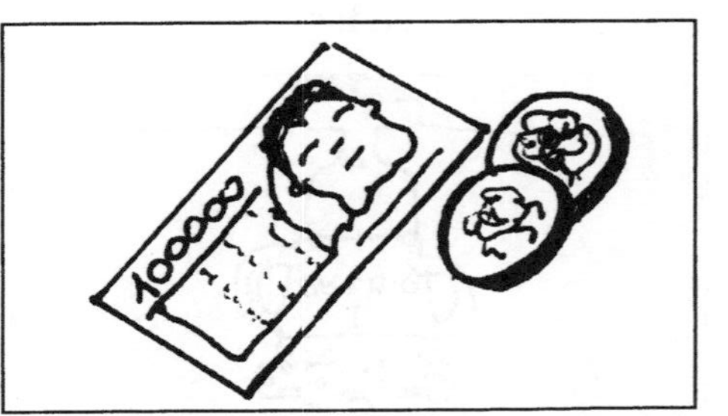

Denaro

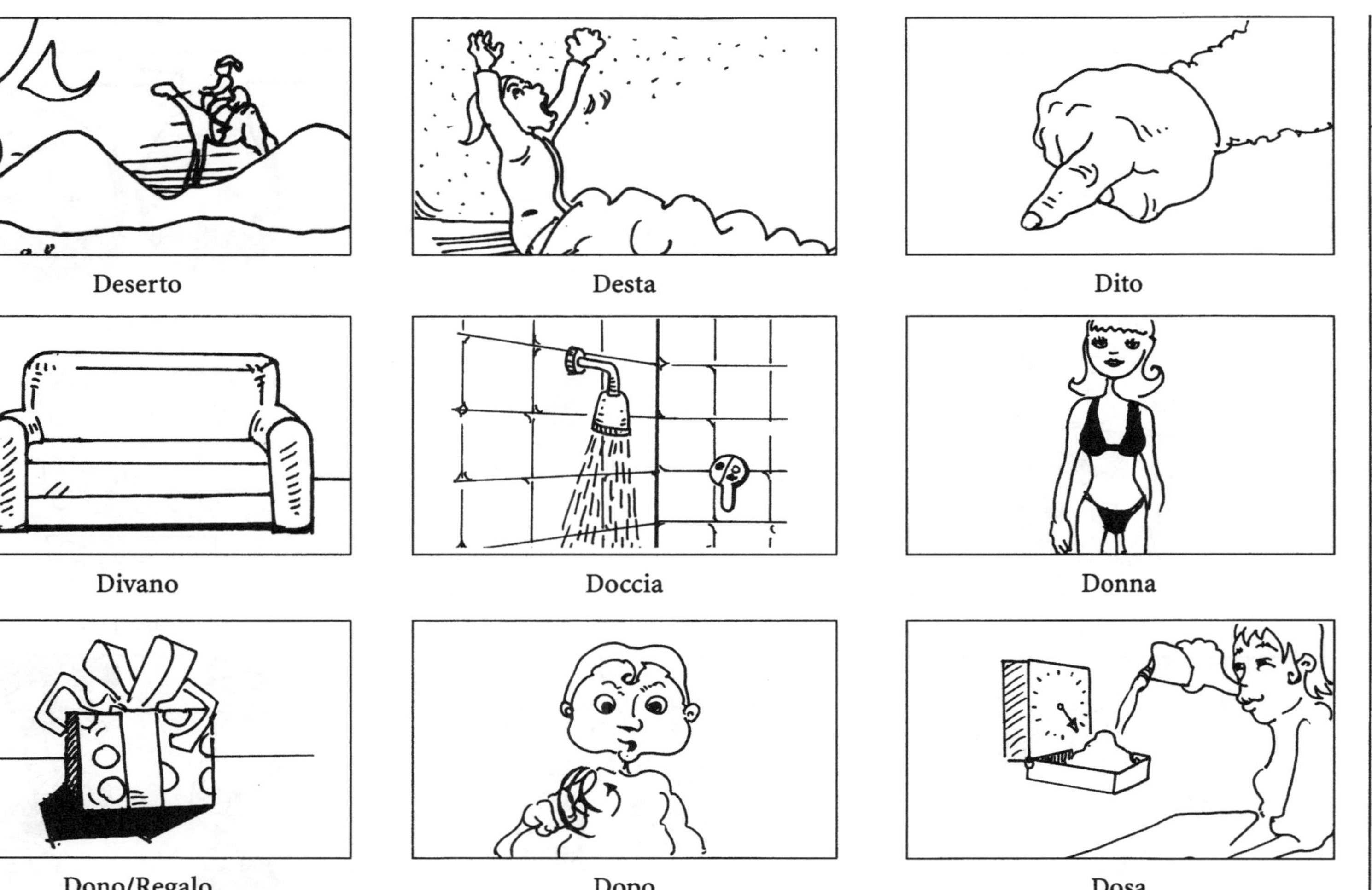
Deserto
Desta
Dito
Divano
Doccia
Donna
Dono/Regalo
Dopo
Dosa

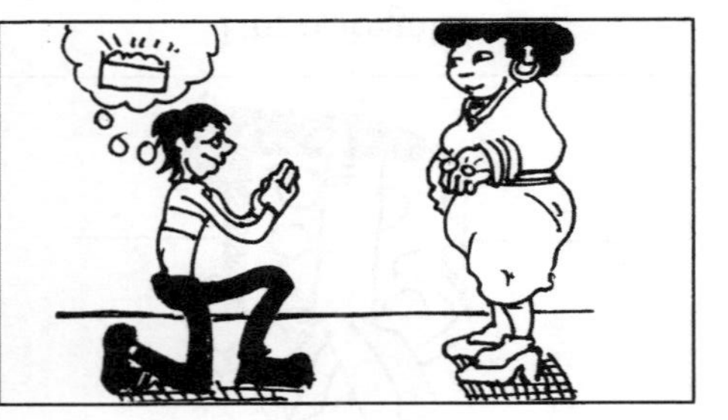

Dote

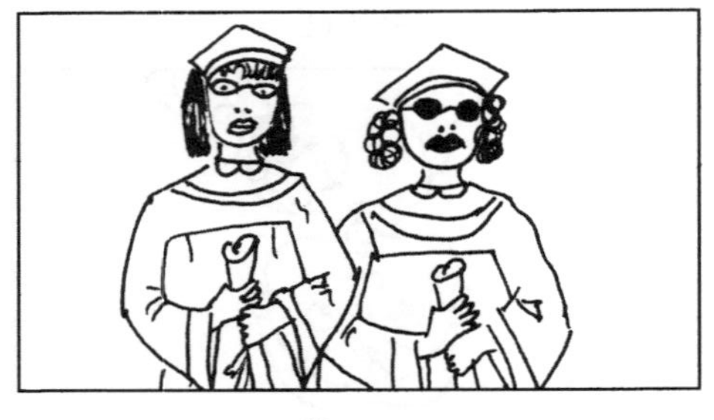

Dotte

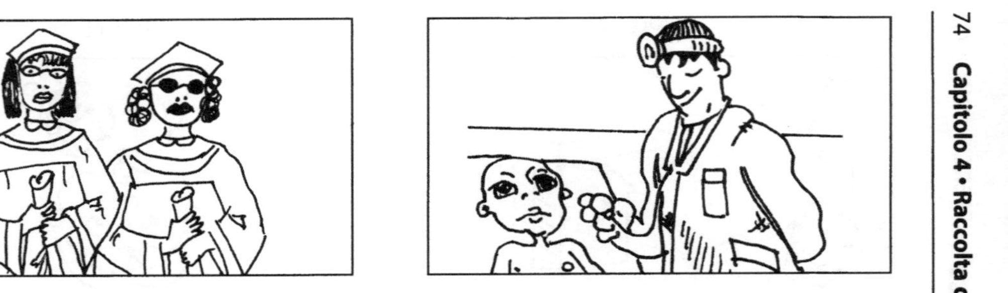

Dottore

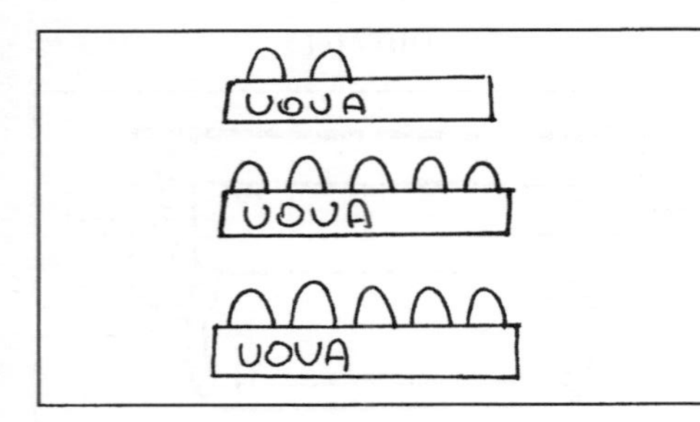

Dozzina

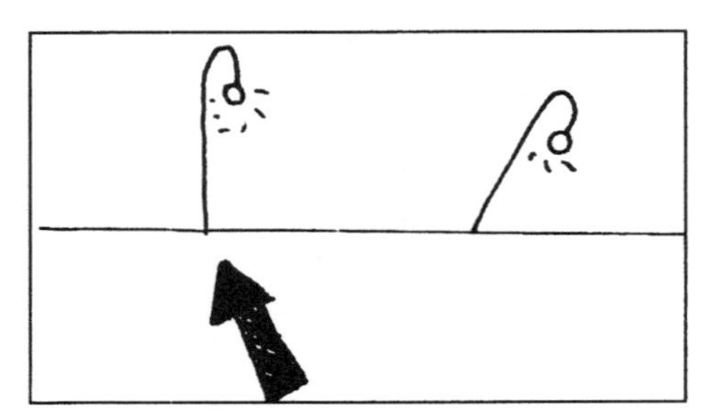

Dritto

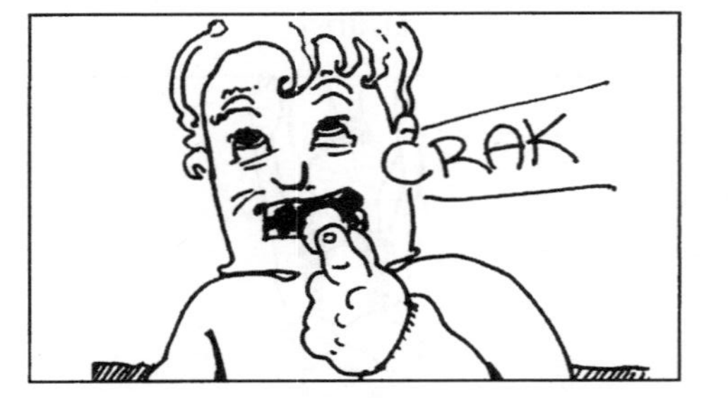

Duro

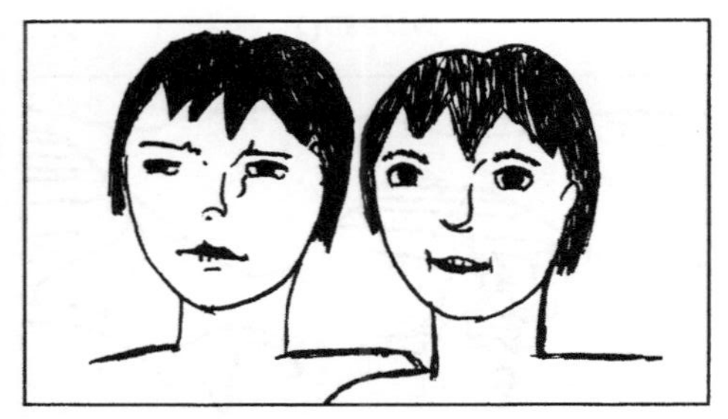

Facce

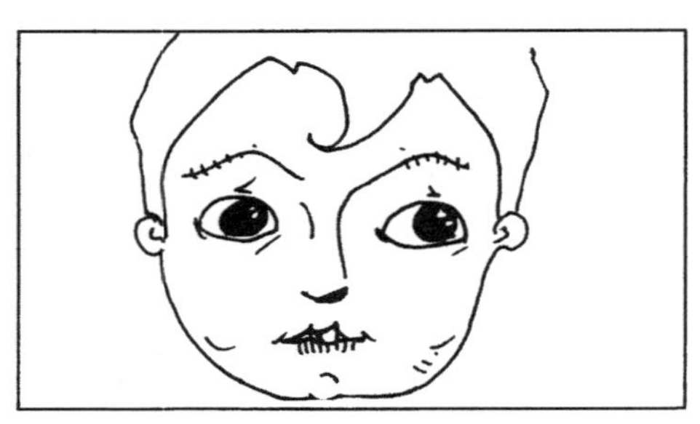

Faccia

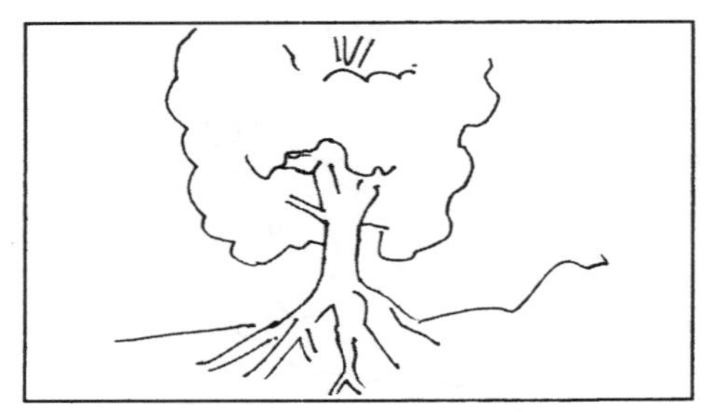

Faggio

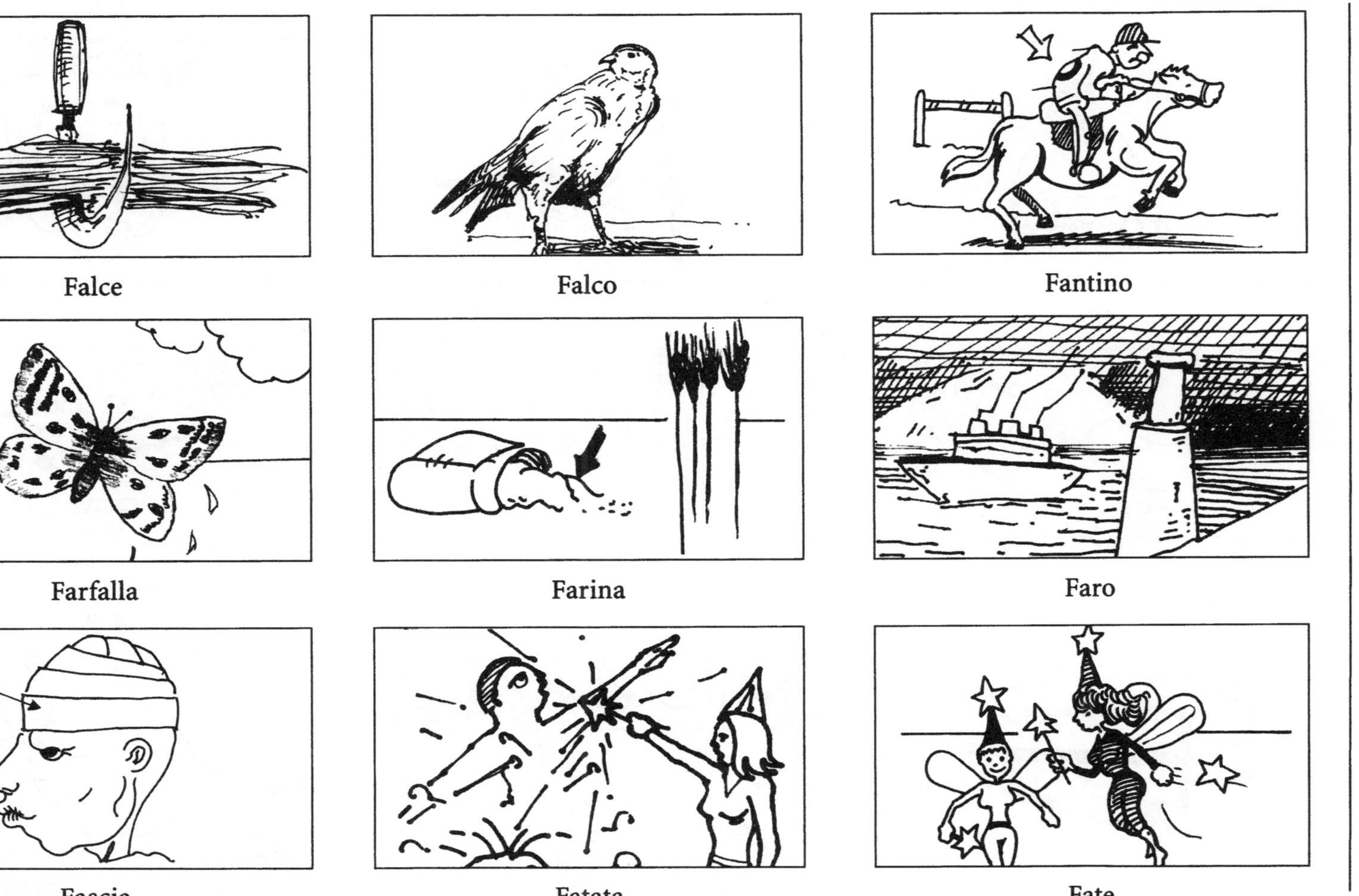

Falce
Falco
Fantino
Farfalla
Farina
Faro
Fascia
Fatata
Fate

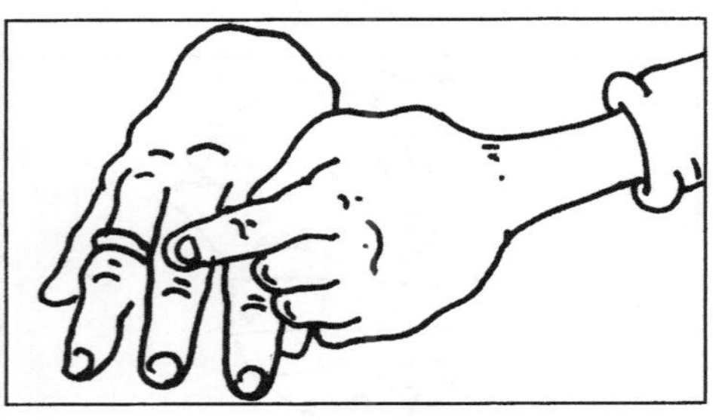

Fede

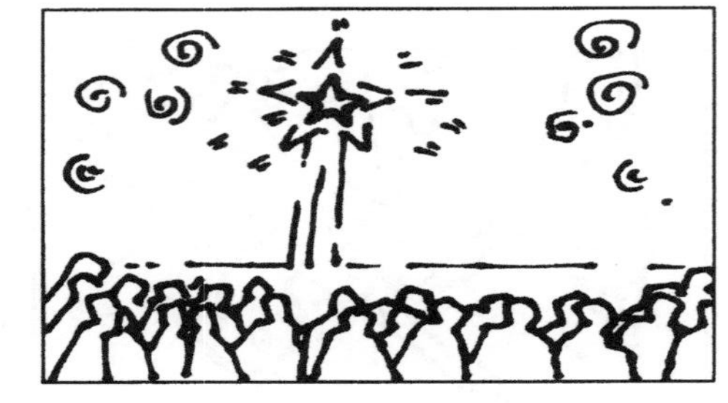

Festa

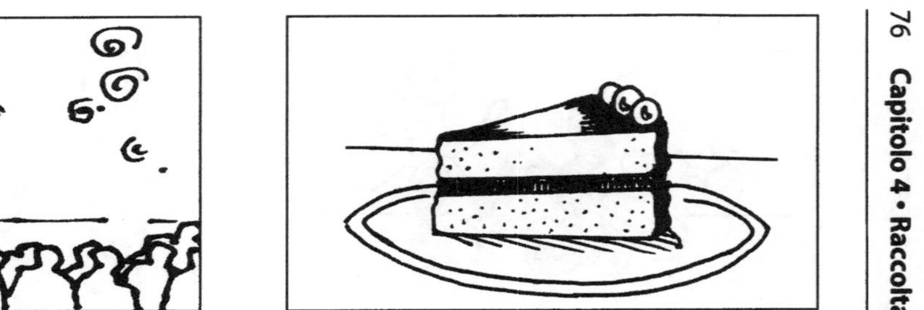

Fetta

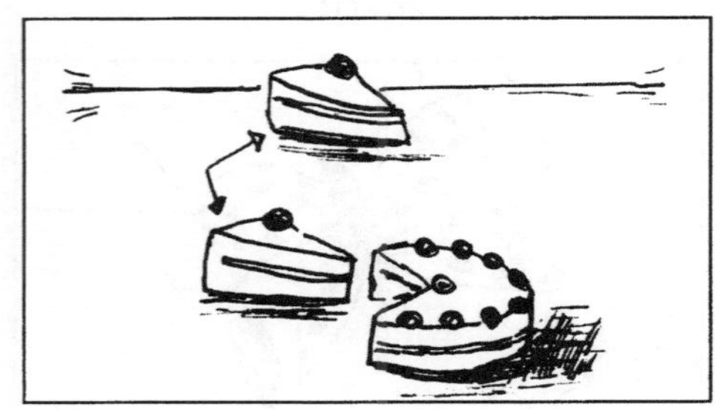

Fette

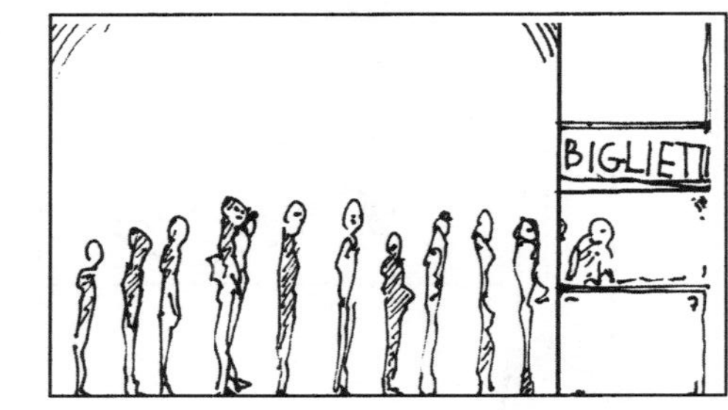

Fila

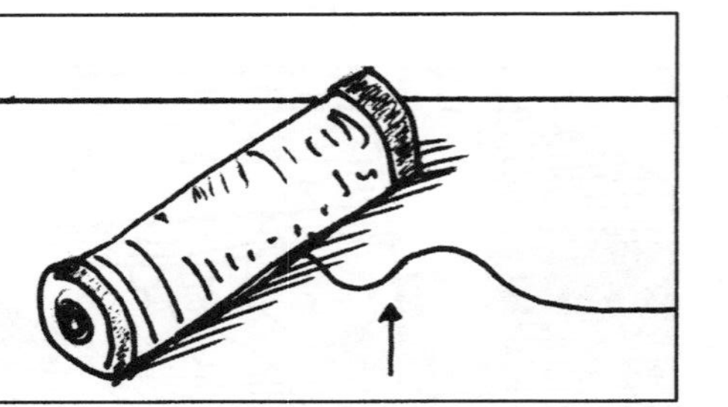

Filo

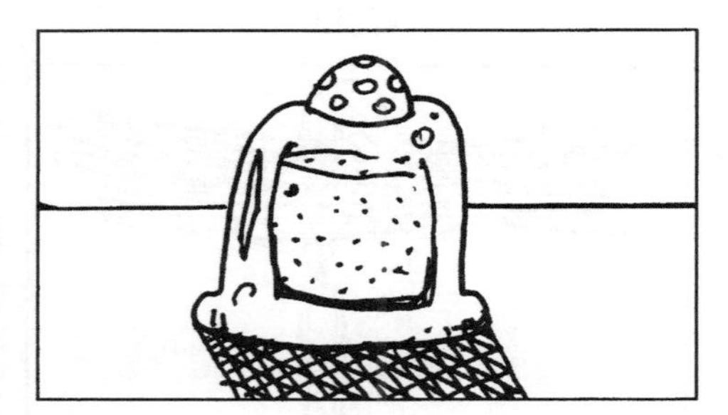

Fino

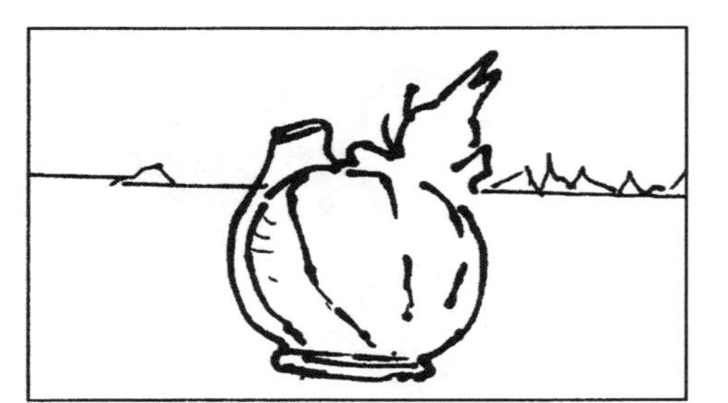

Finocchio

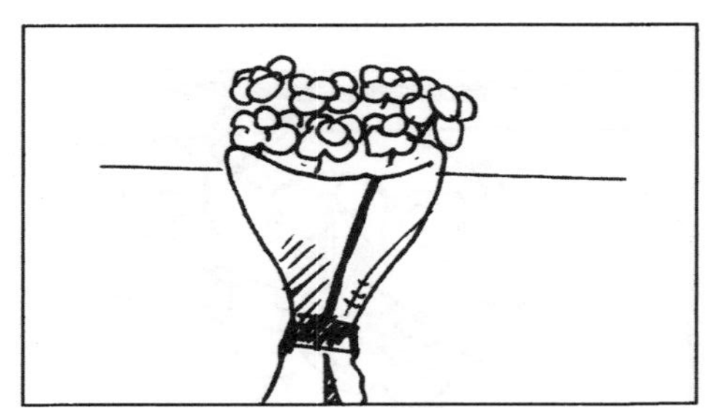

Fiori

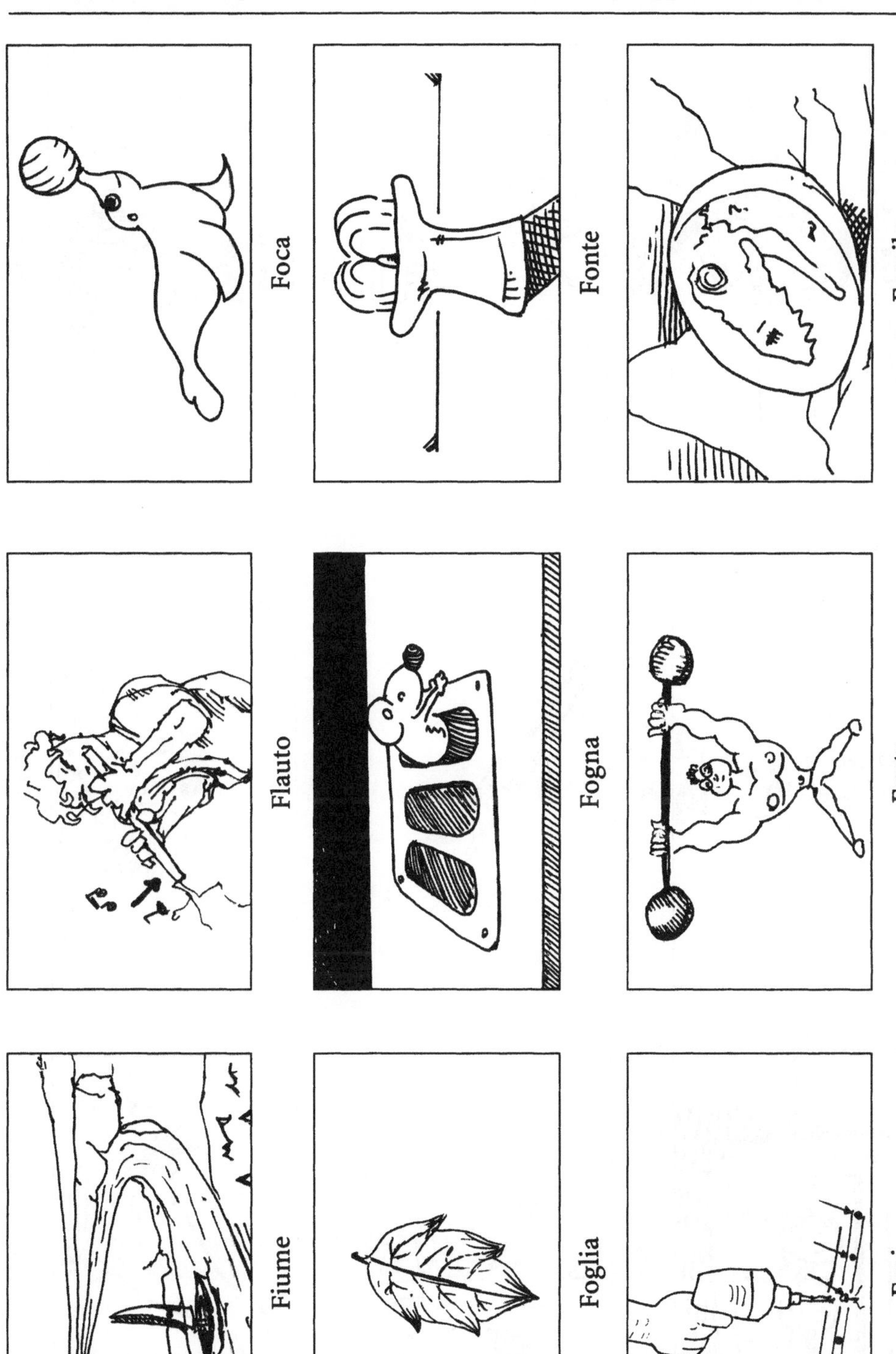
Foca
Fonte
Fossile
Flauto
Fogna
Forte
Fiume
Foglia
Fori

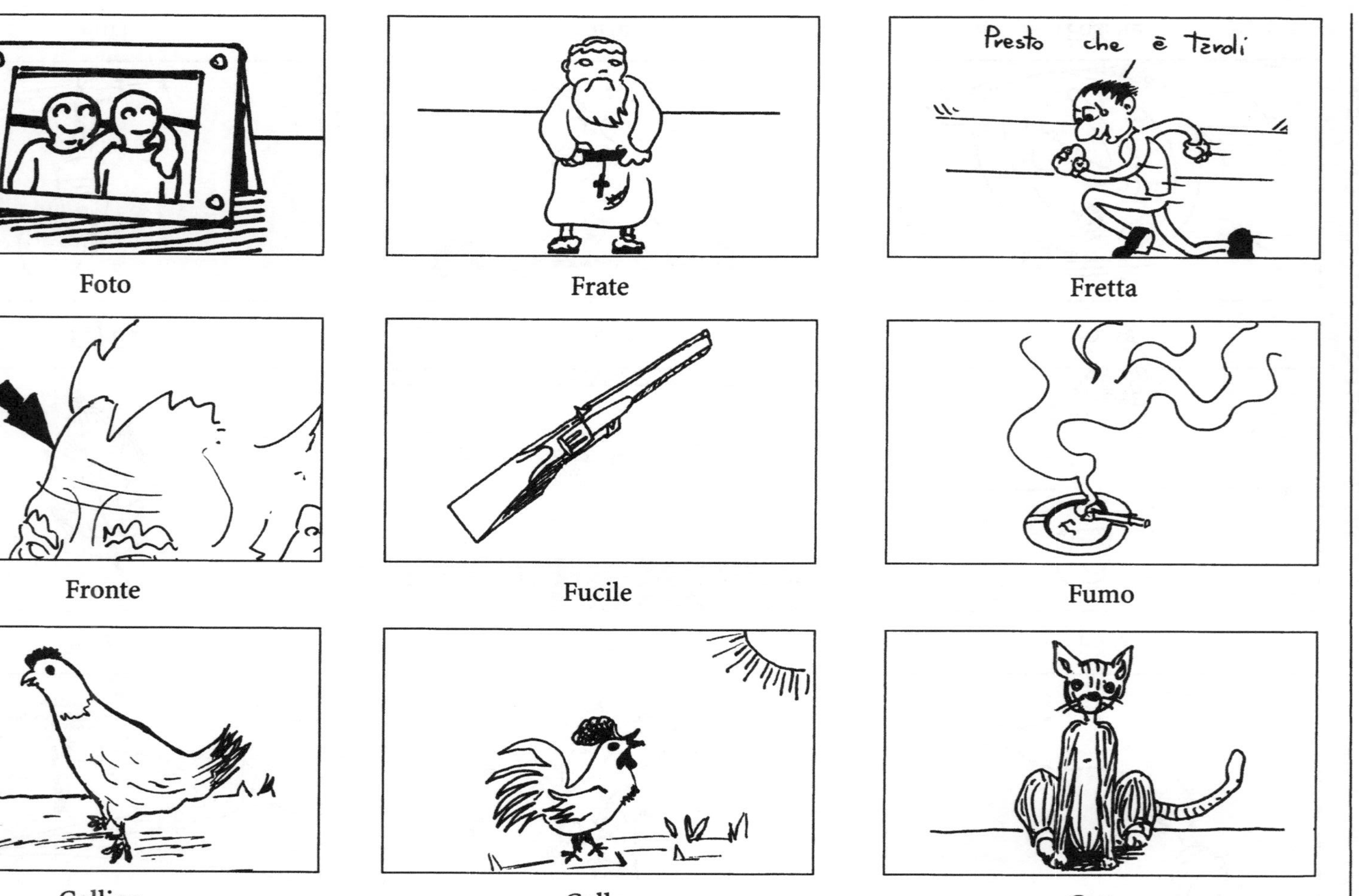

Foto

Frate

Fretta

Fronte

Fucile

Fumo

Gallina

Gallo

Gatto

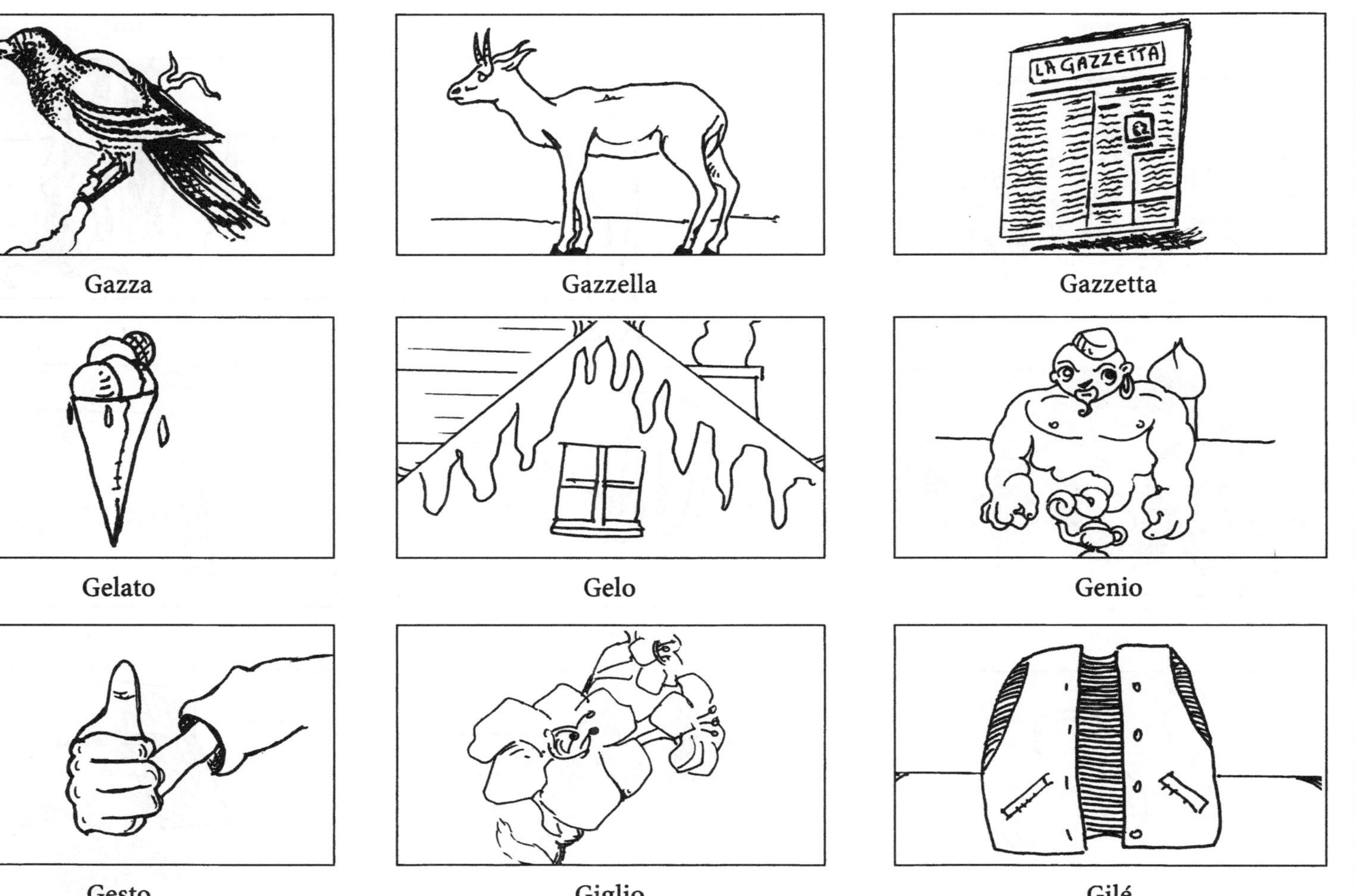
Gazza
Gazzella
Gazzetta
Gelato
Gelo
Genio
Gesto
Giglio
Gilé

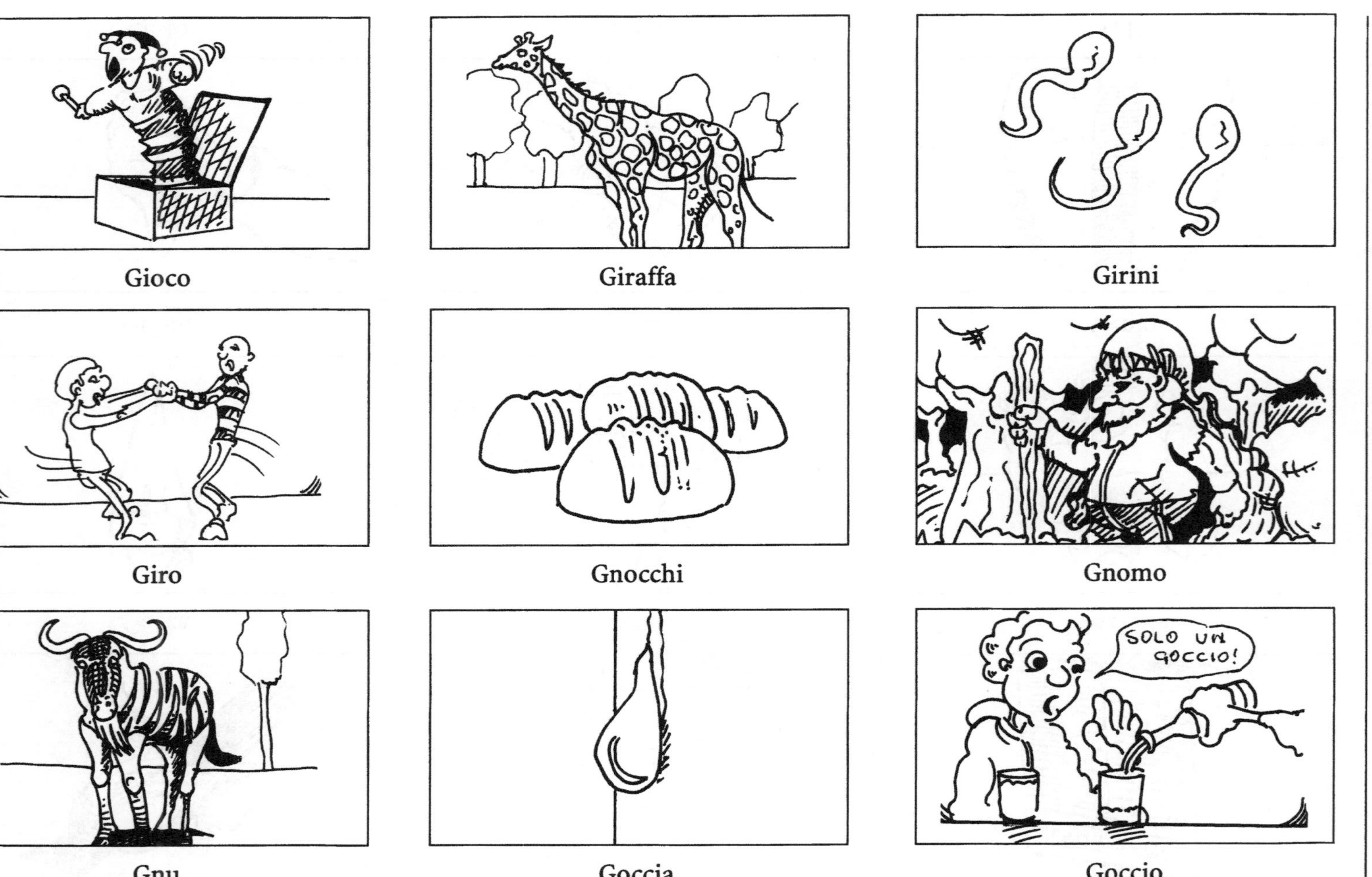
Gioco
Giraffa
Girini
Giro
Gnocchi
Gnomo
SOLO UN GOCCIO!
Gnu
Goccia
Goccio

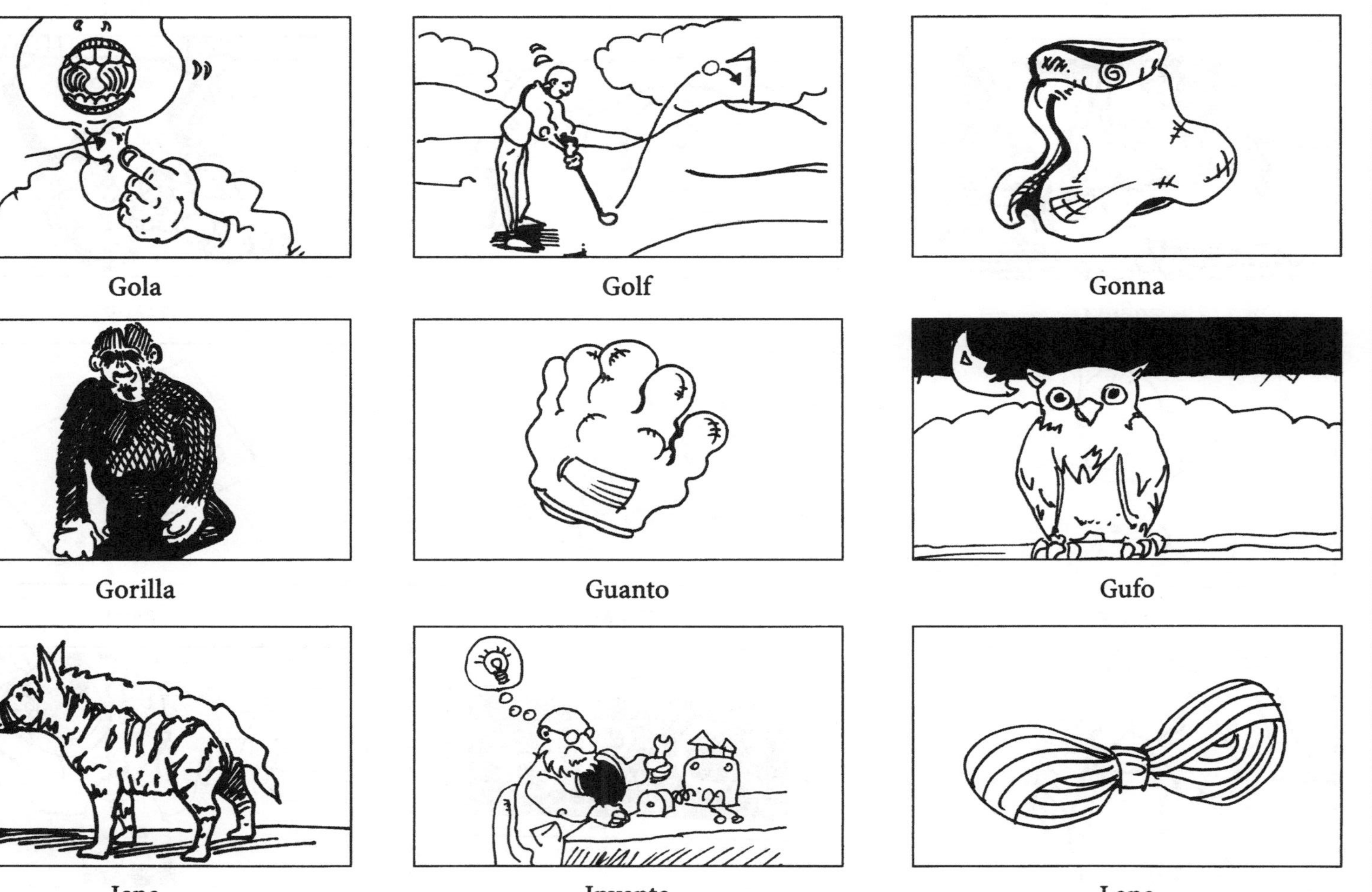

Gola
Golf
Gonna
Gorilla
Guanto
Gufo
Iena
Inventa
Lana

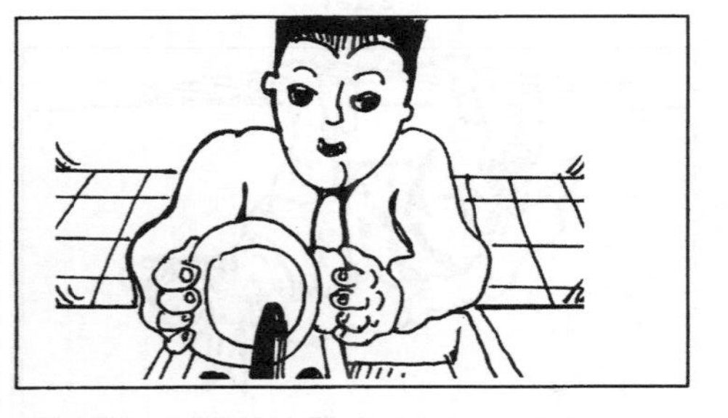

Lava

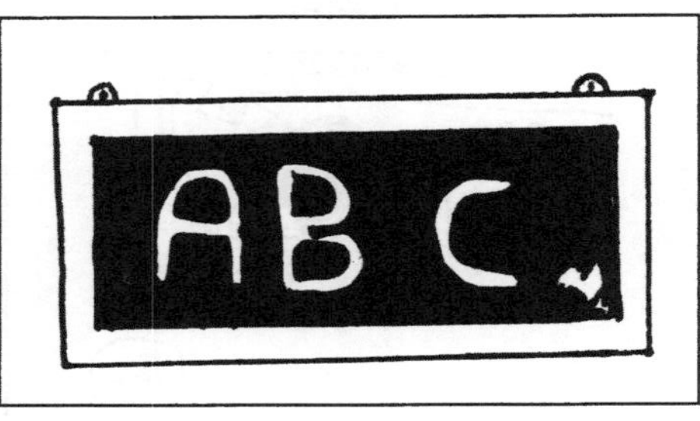

Lavagna

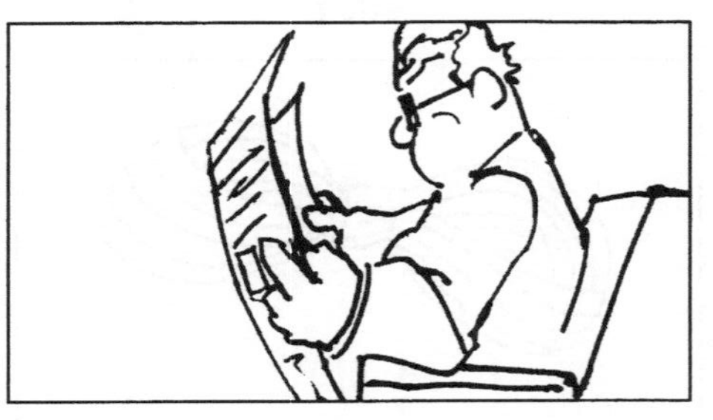

Legge

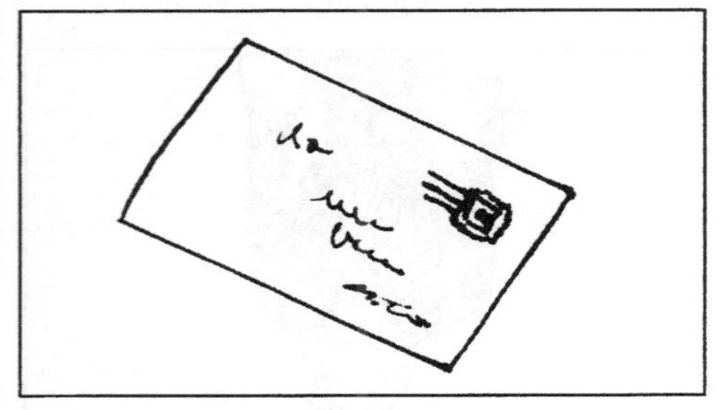

Lettera

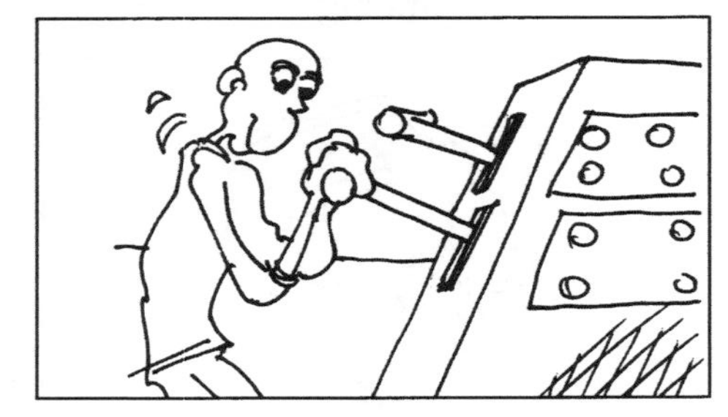

Leve

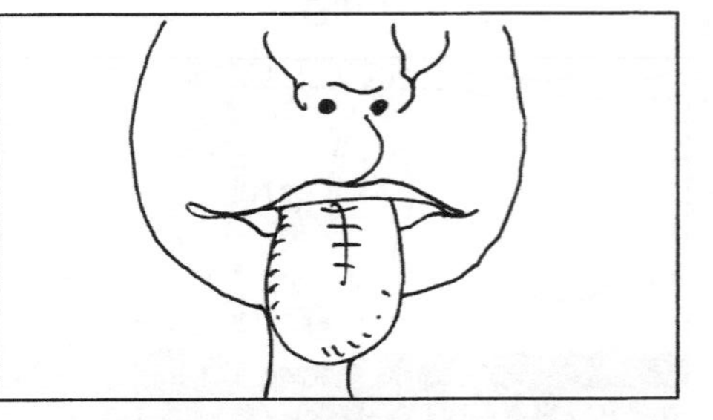

Lingua

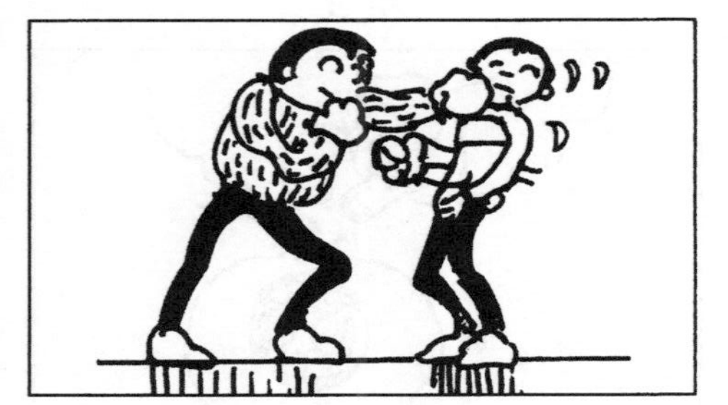

Lotta

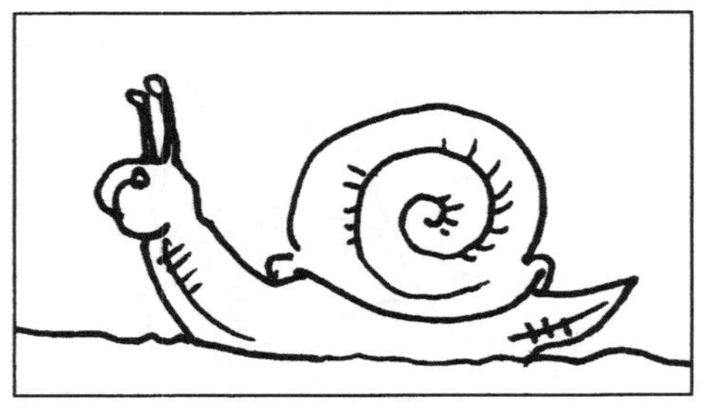

Lumaca

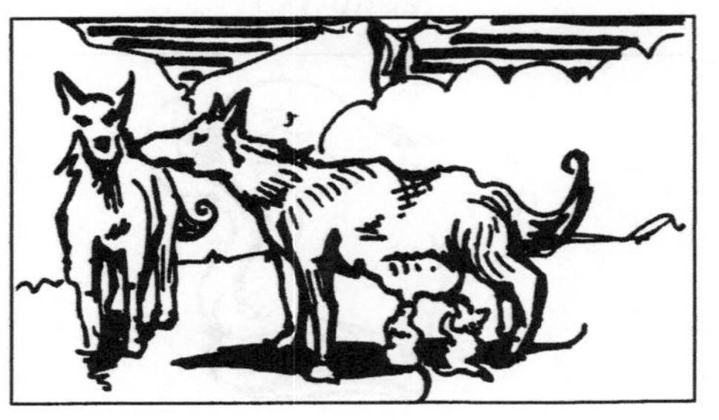
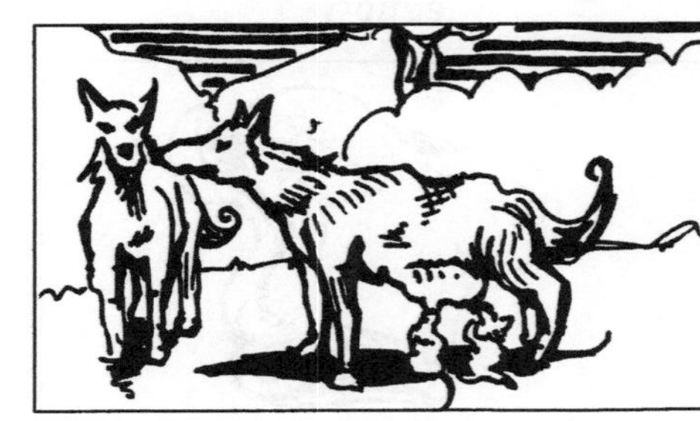

Lupe

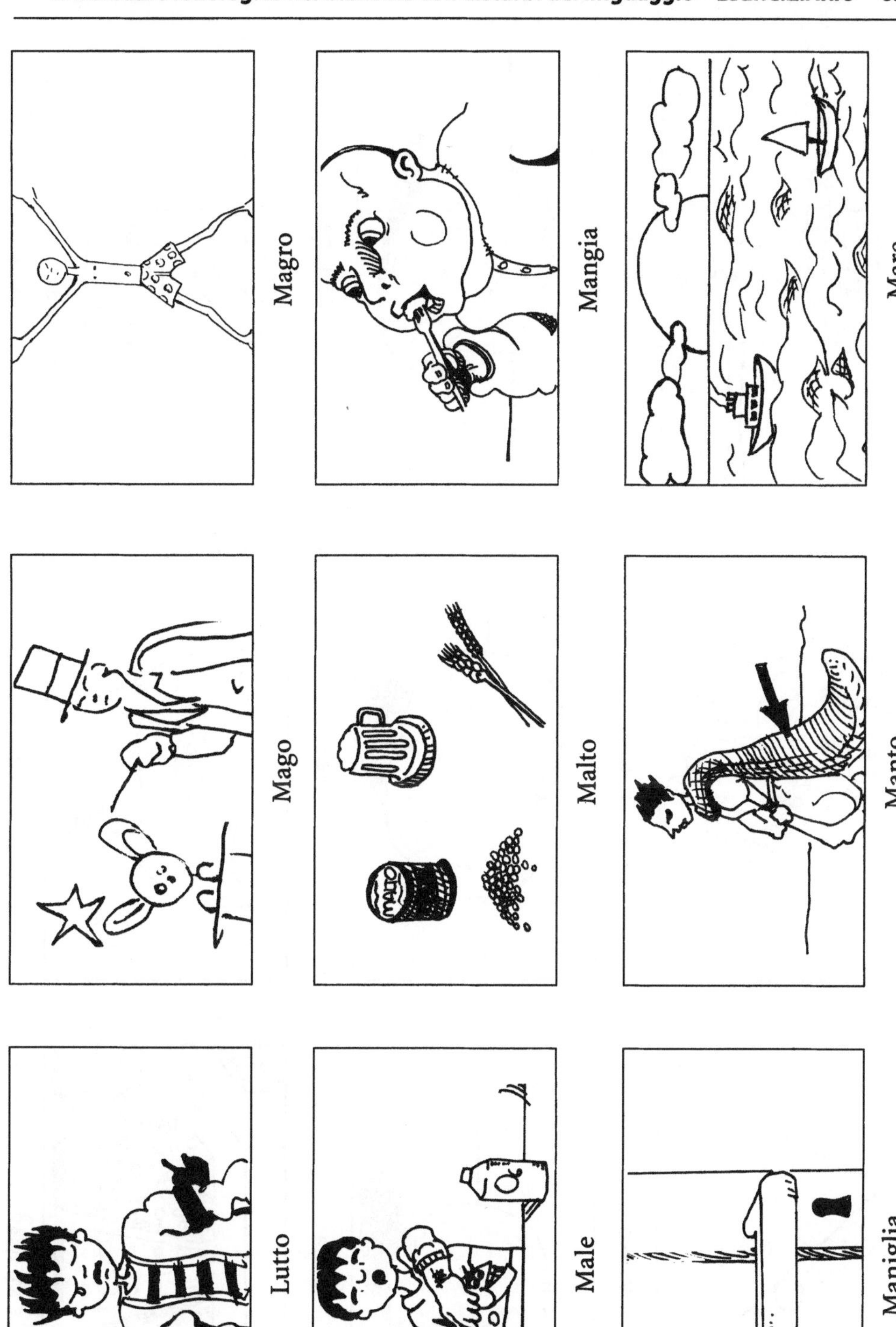
Magro
Mangia
Mare
Mago
Malto
Manto
Lutto
Male
Maniglia

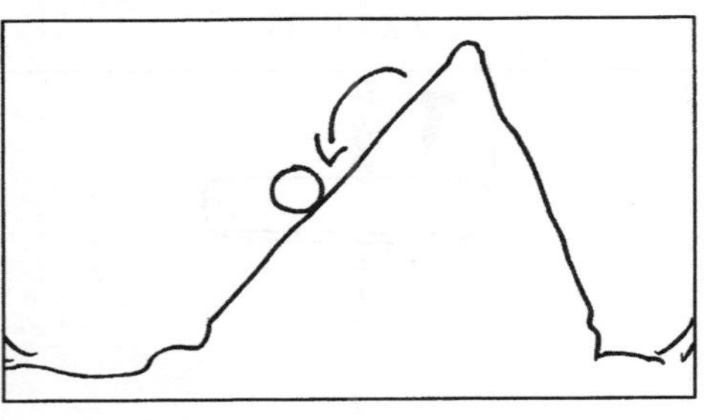

Masso

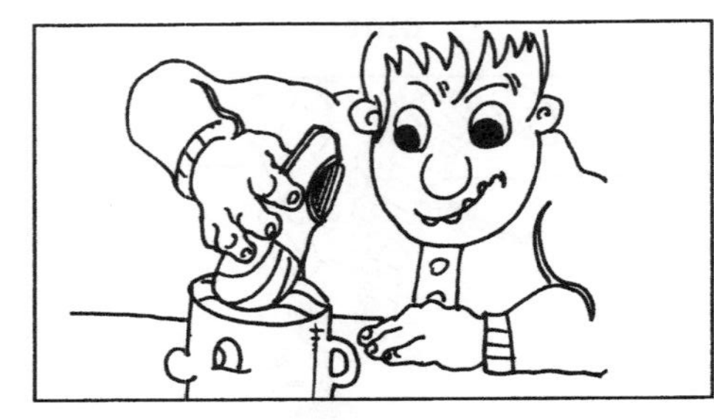

Matto

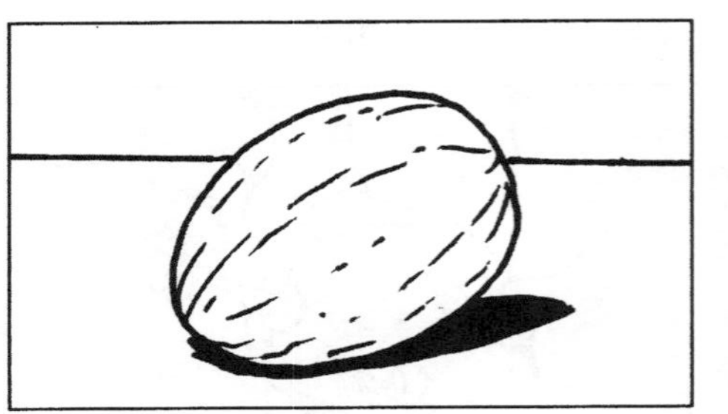

Mazzo

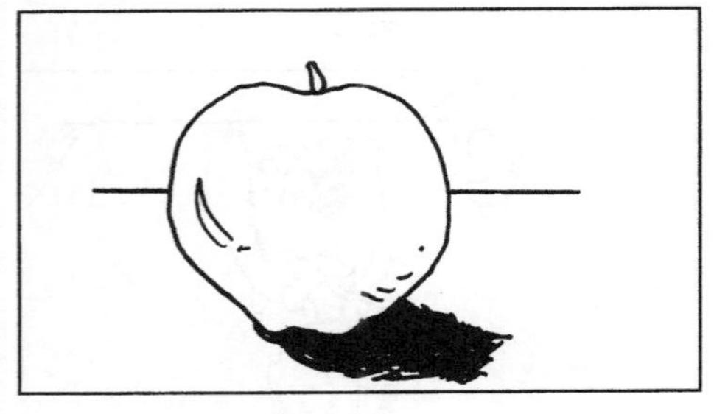

Mela

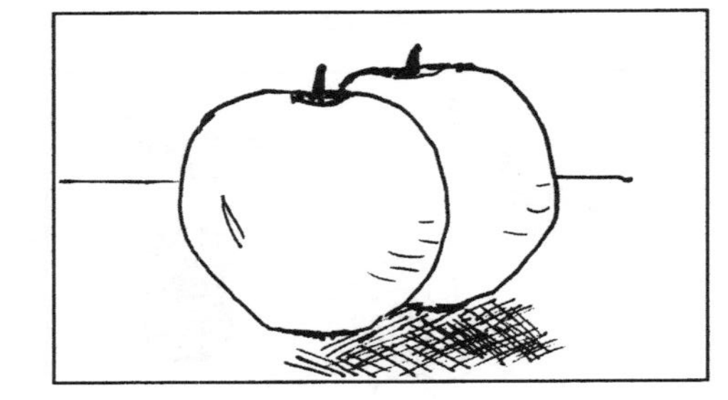

Mele

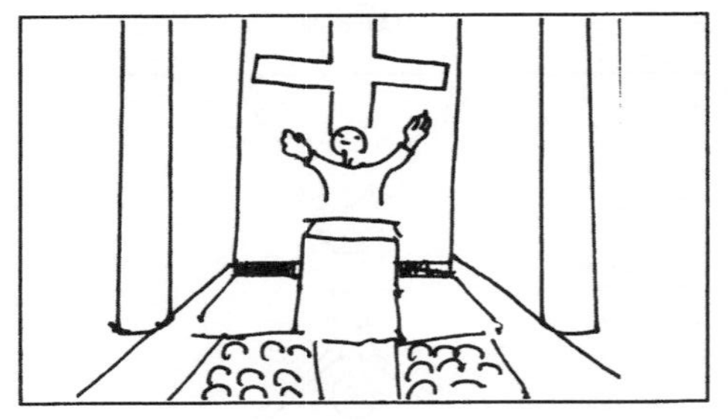

Melone

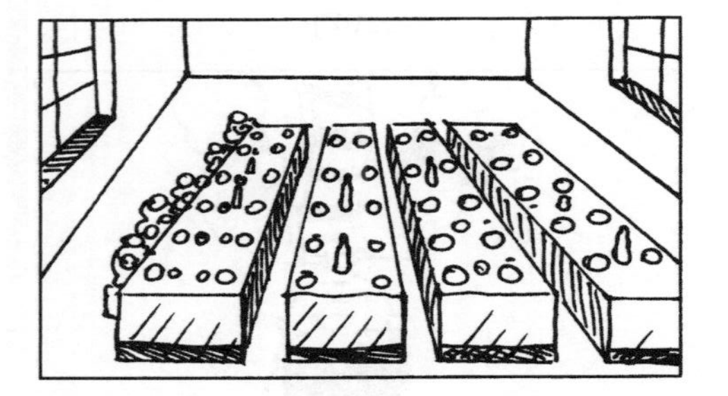

Mensa

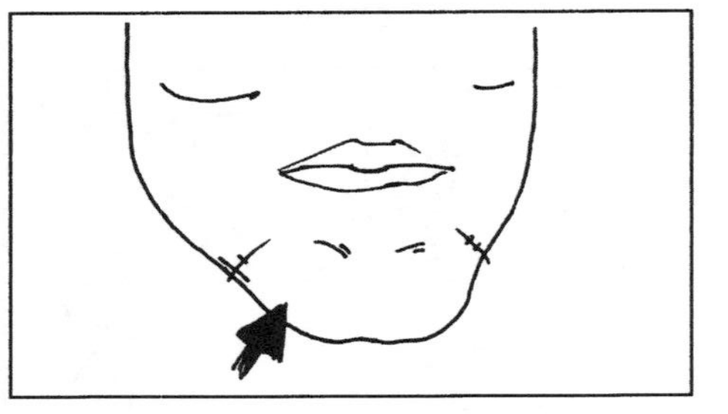

Mento

Messa

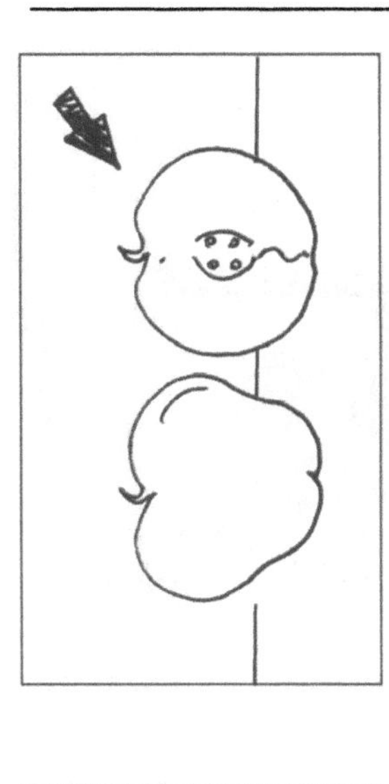

Mezza

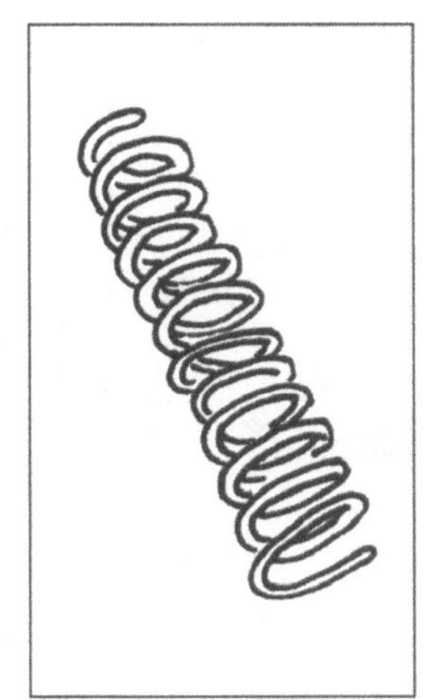

Molla

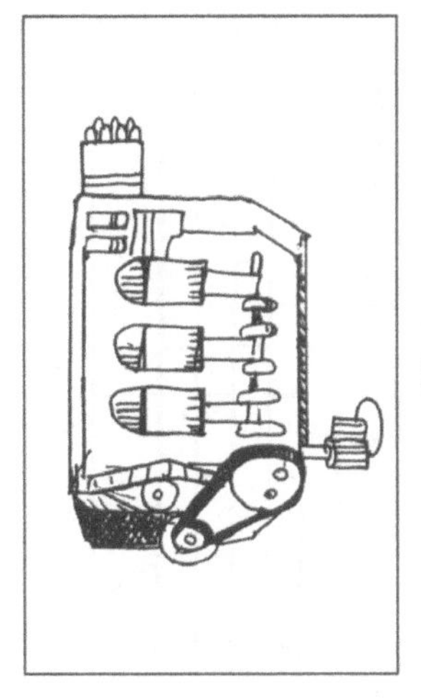

Motore

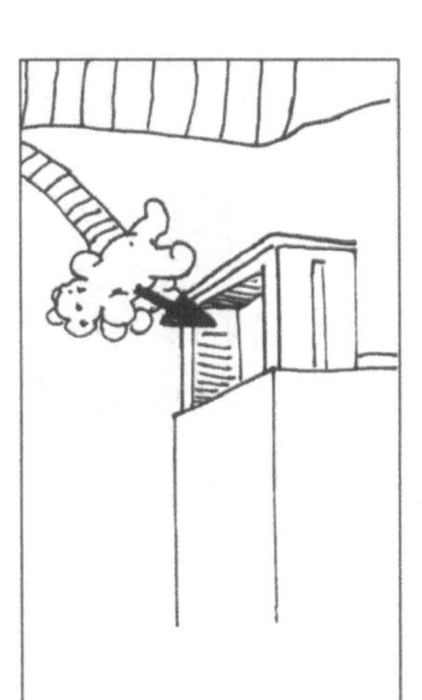

Metto

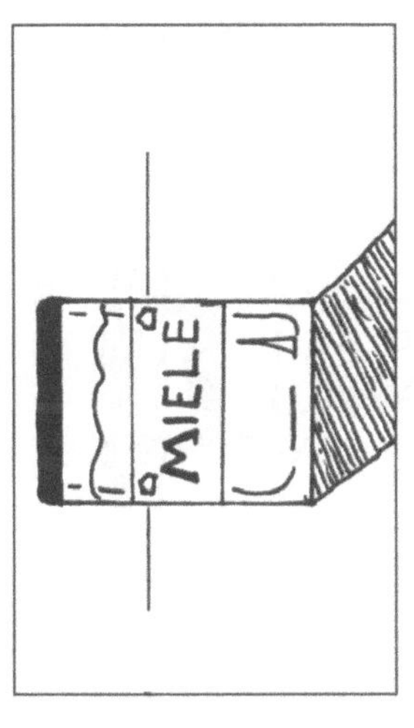

Miele

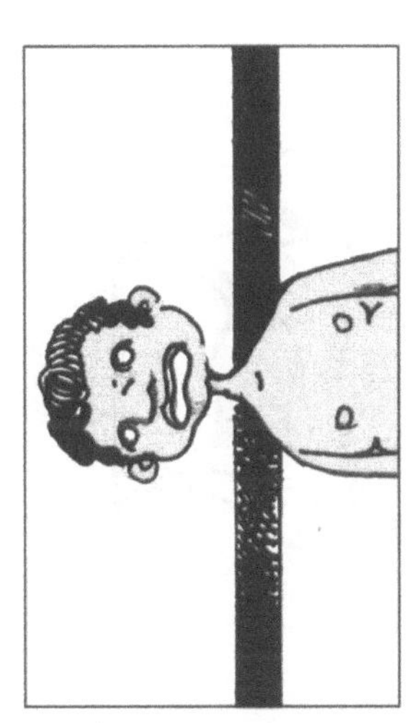

Moro

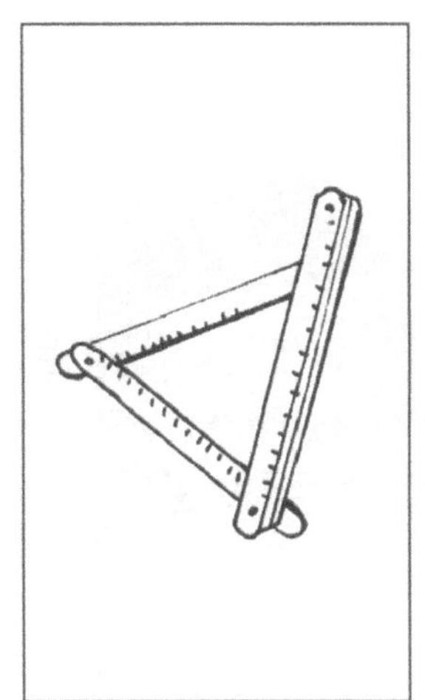

Metro

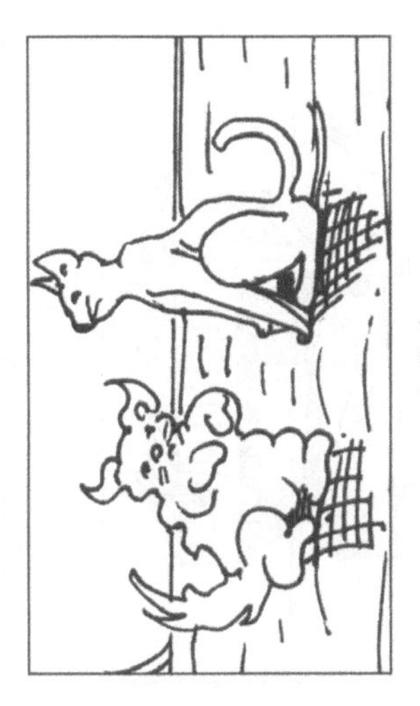

Mici

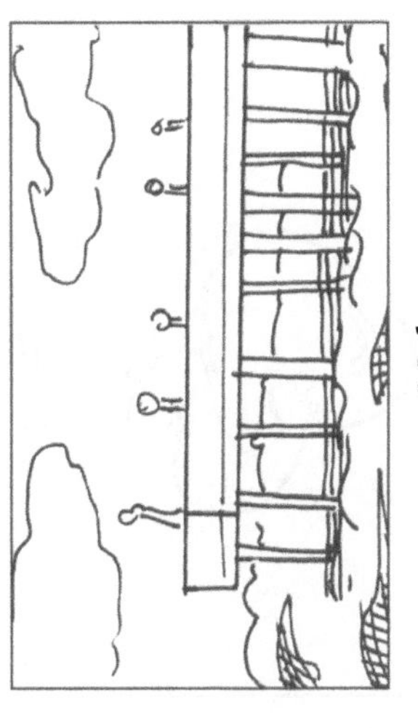

Molo

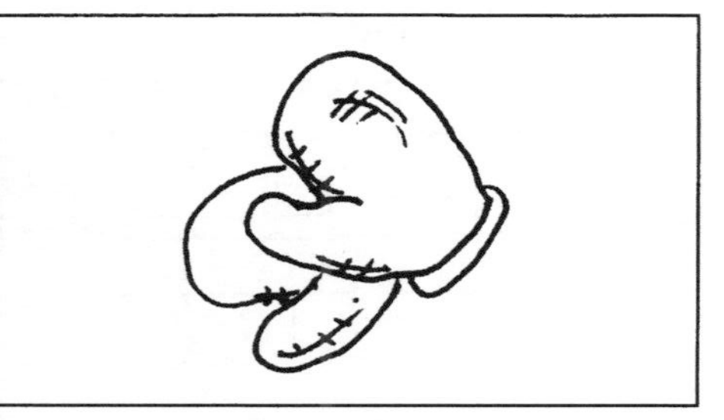

Muffole

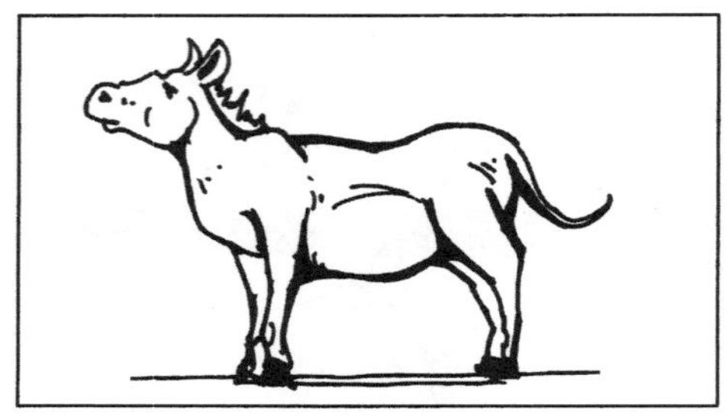

Mulo

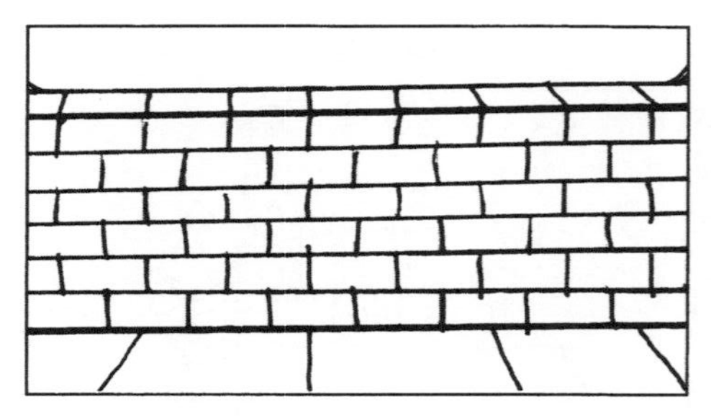

Muro

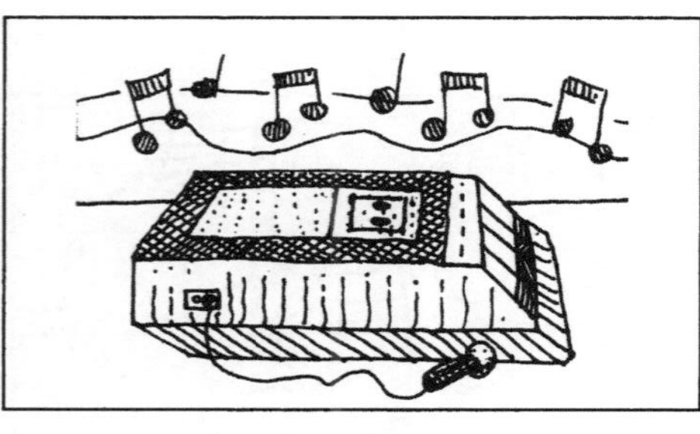

Musica

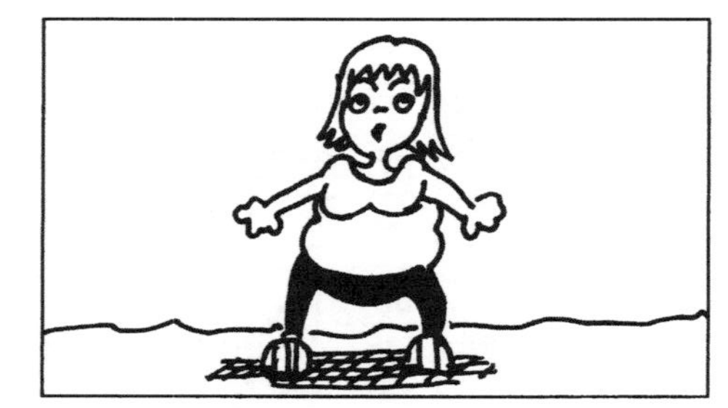

Nana/Grassa

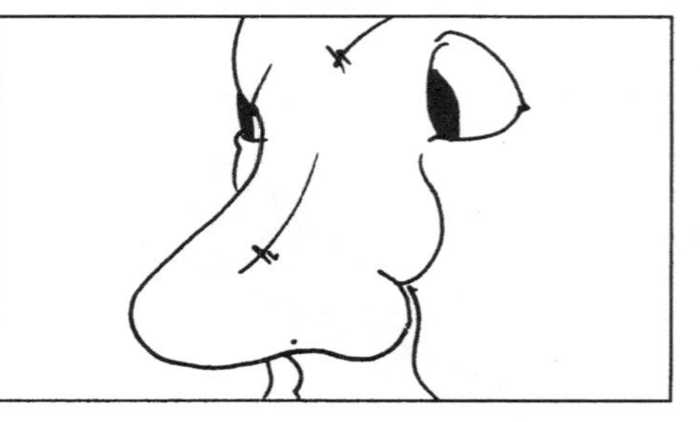

Naso

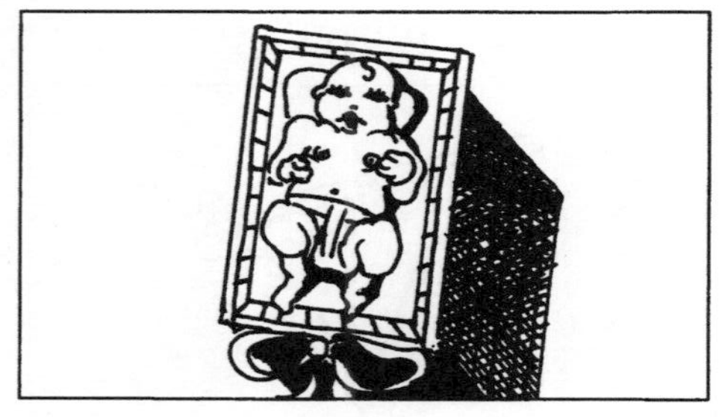

Nata

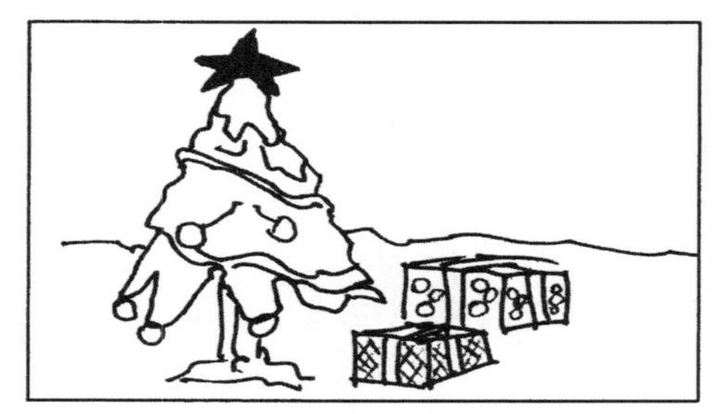

Natale

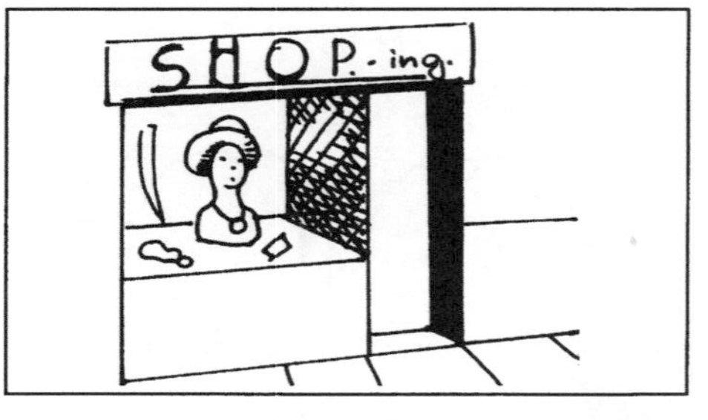

Negozio

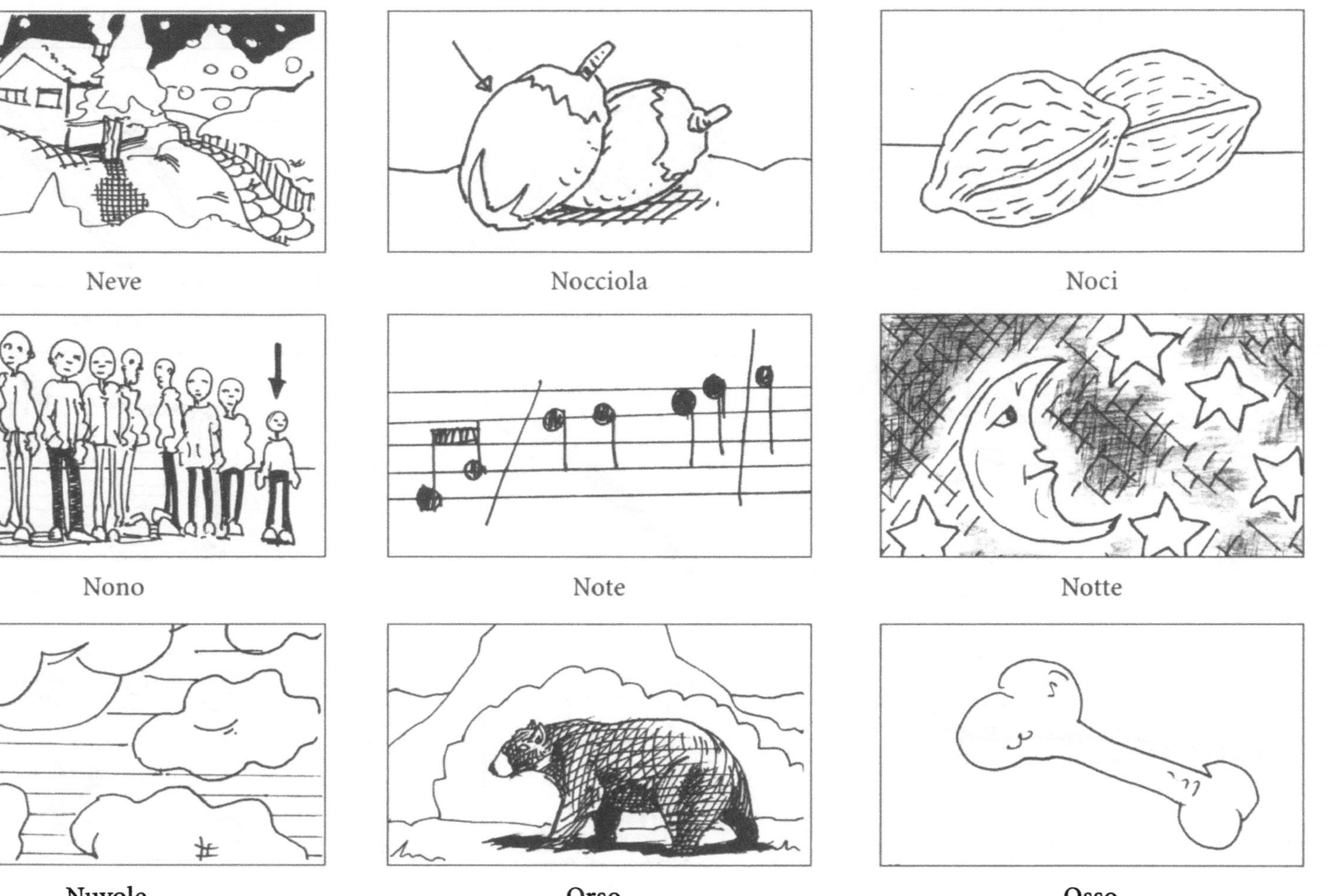

Neve
Nocciola
Noci
Nono
Note
Notte
Nuvole
Orso
Osso

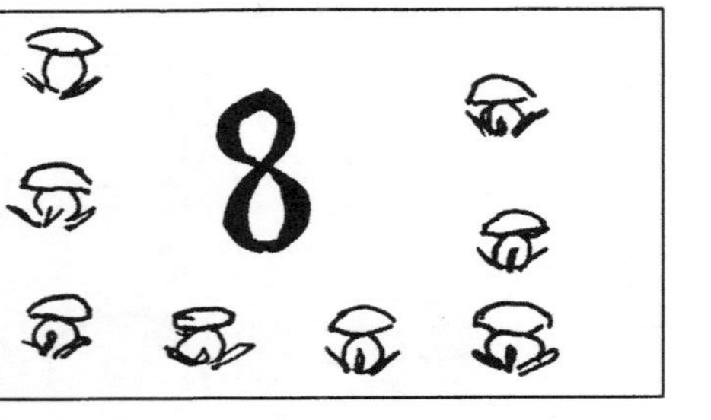

Otto

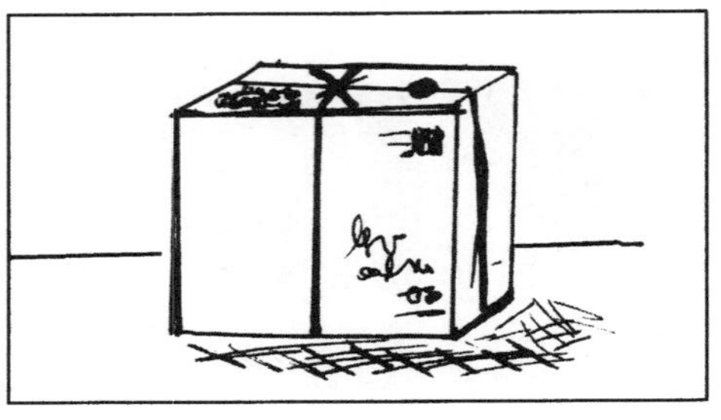

Pacco

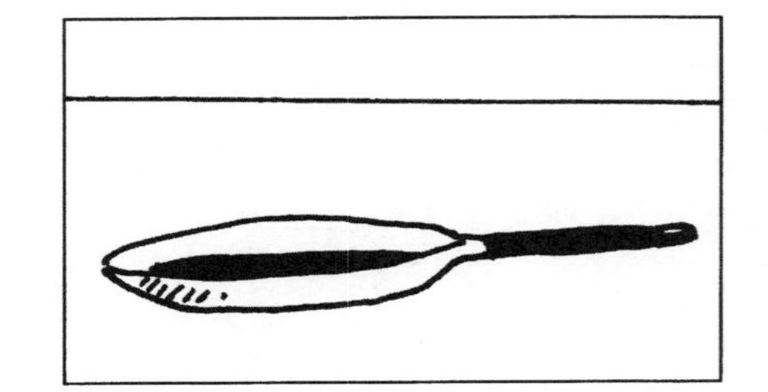

Padella

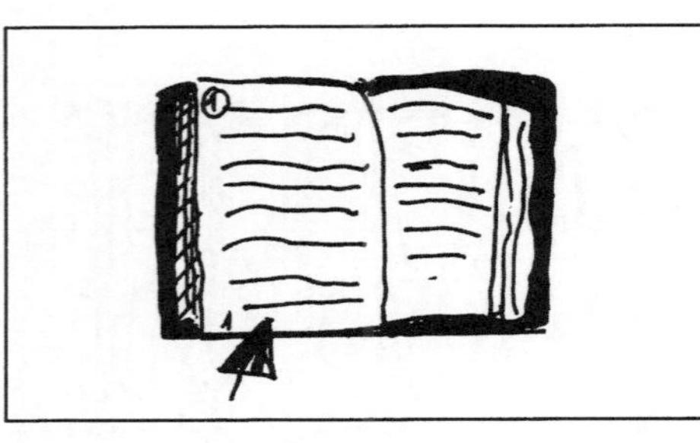

Pagina

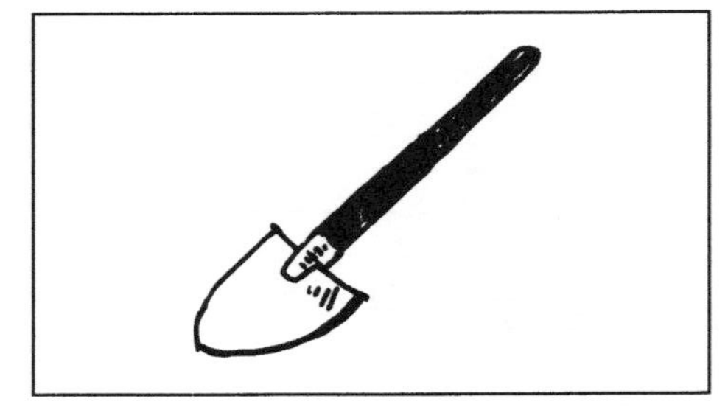

Pala

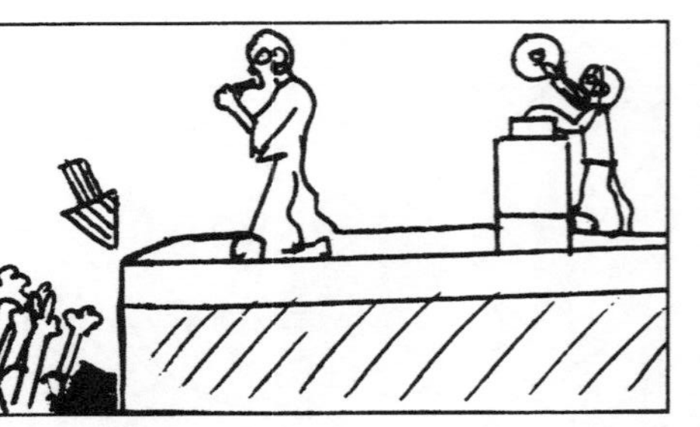

Palco

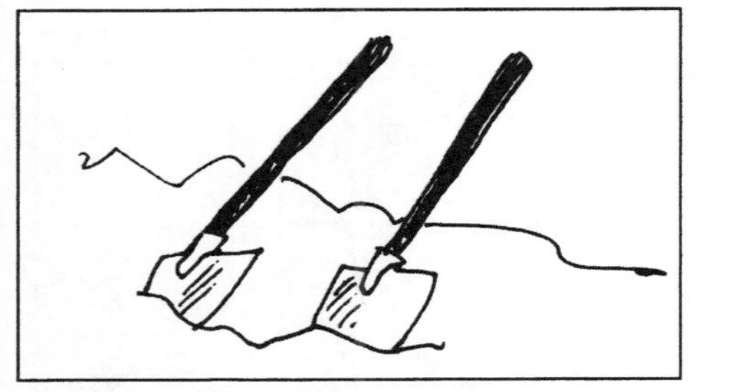

Pale

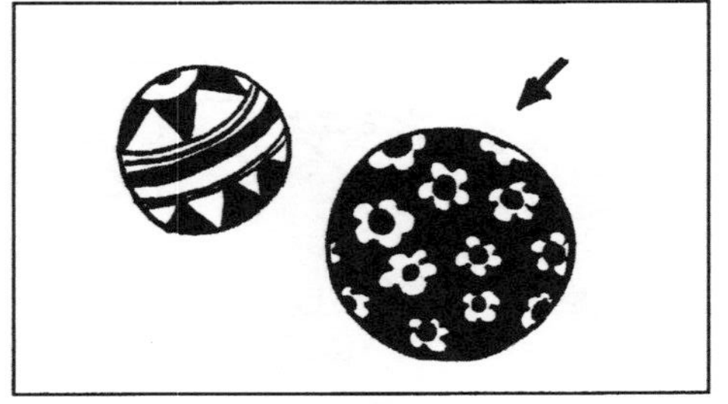

Palla

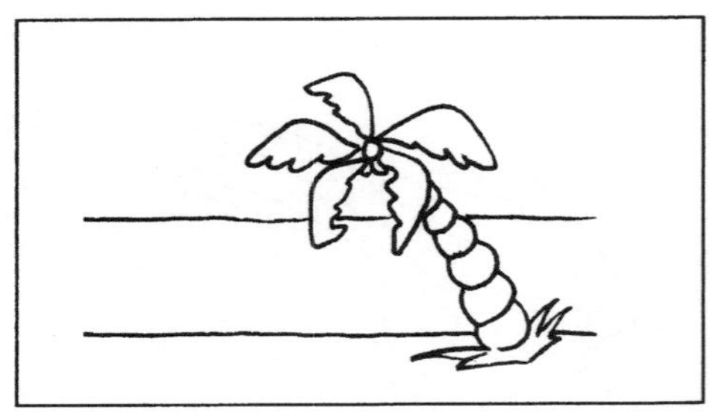

Palma

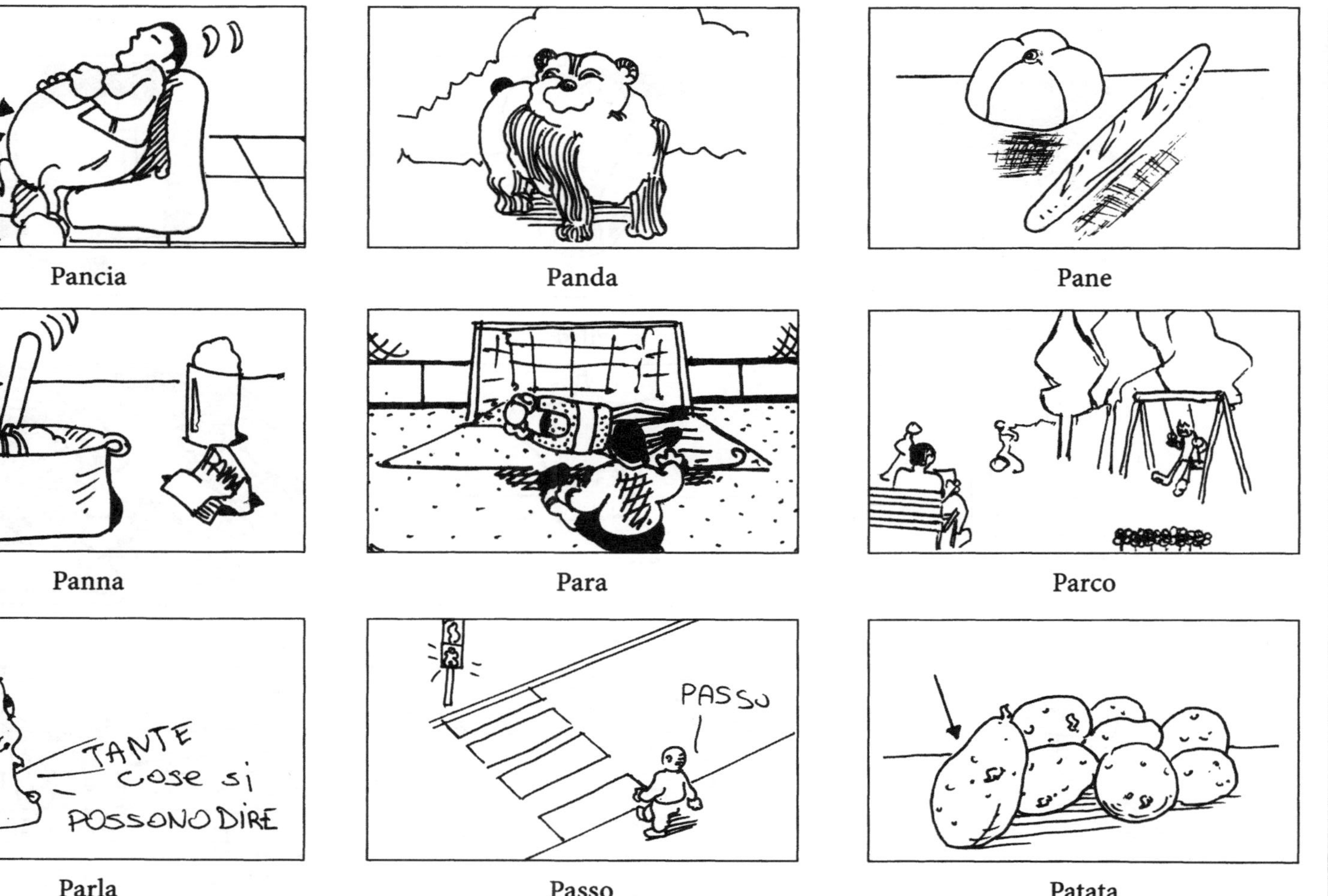

Pancia
Panda
Pane
Panna
Para
Parco
Parla
TANTE
cose si
POSSONO DIRE
Passo
PASSO
Patata

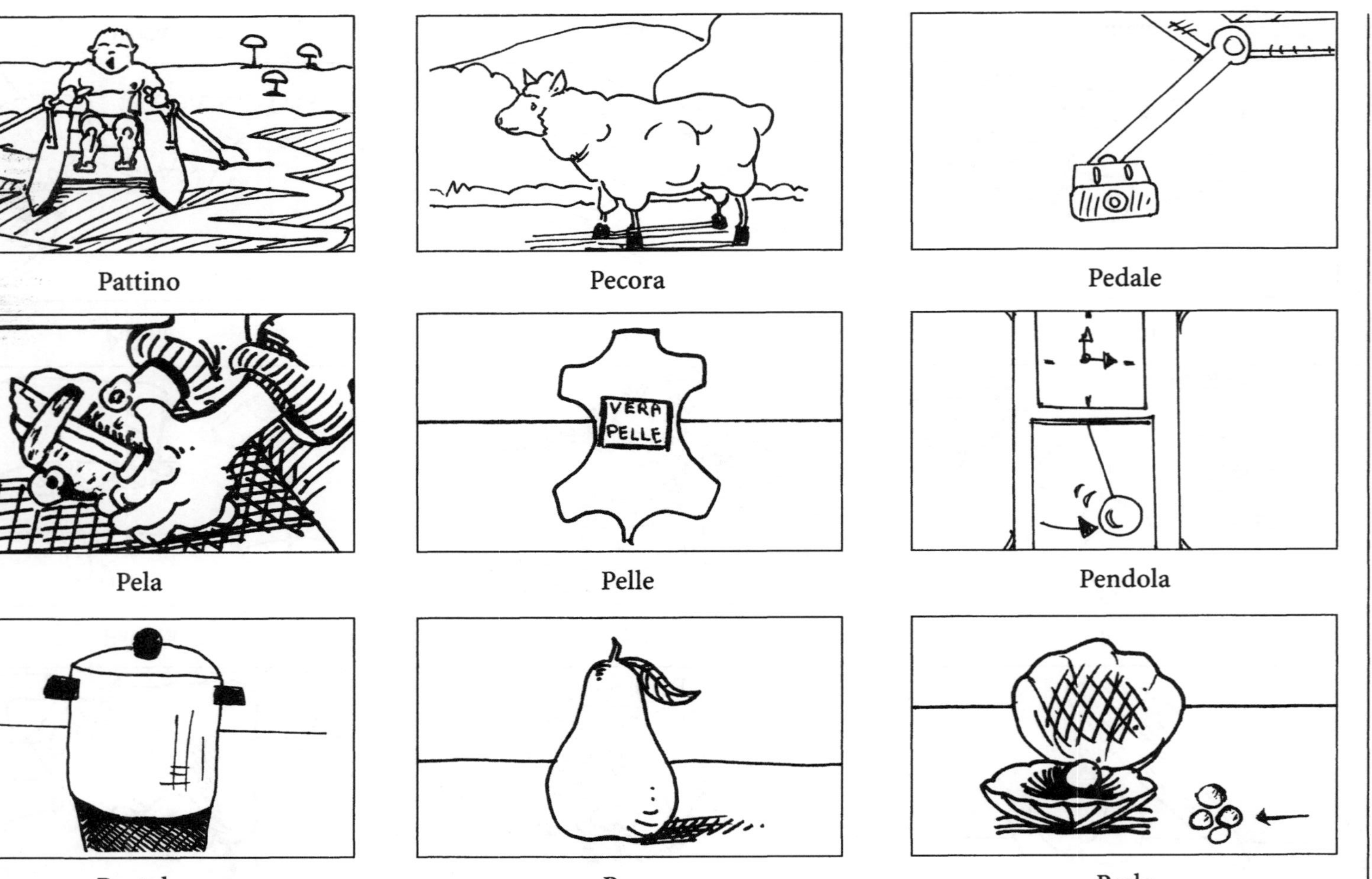

Pattino
Pecora
Pedale
Pela
Pelle
Pendola
Pentola
Pera
Perle
VERA PELLE

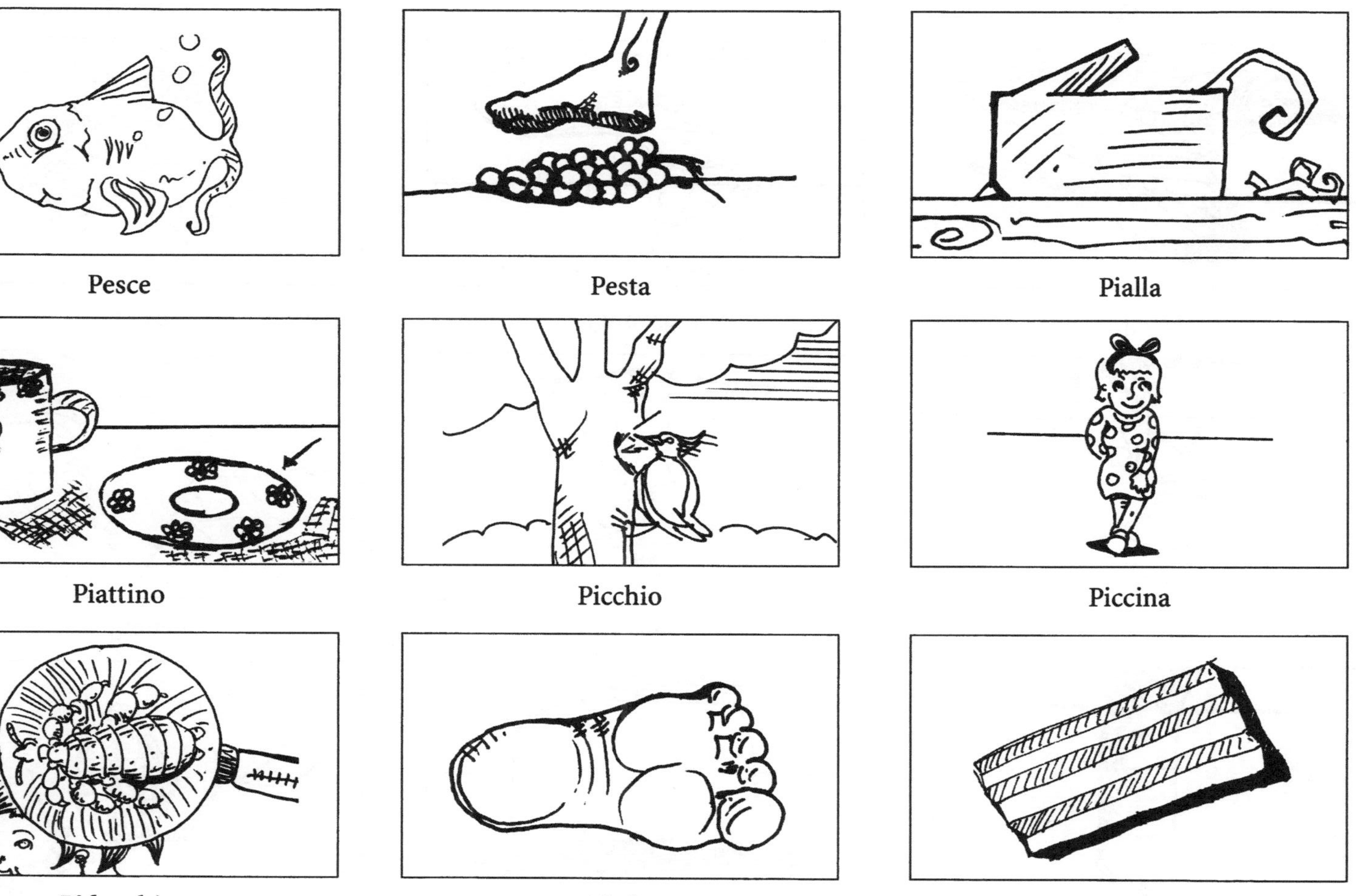
Pesce
Pesta
Pialla
Piattino
Picchio
Piccina
Pidocchio
Piede
Pieghe

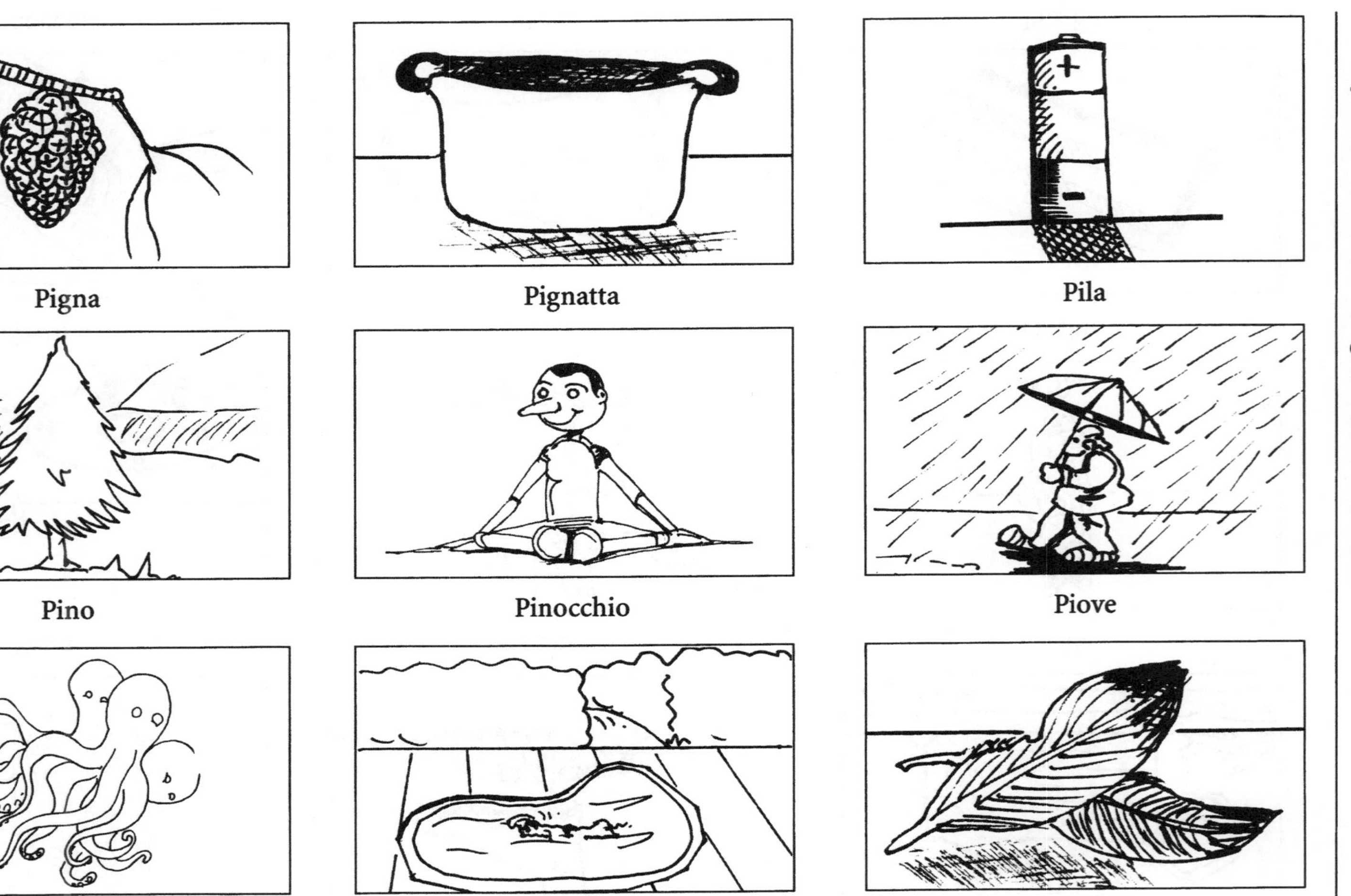

Pigna

Pignatta

Pila

Pino

Pinocchio

Piove

Piovre

Piscina

Piume

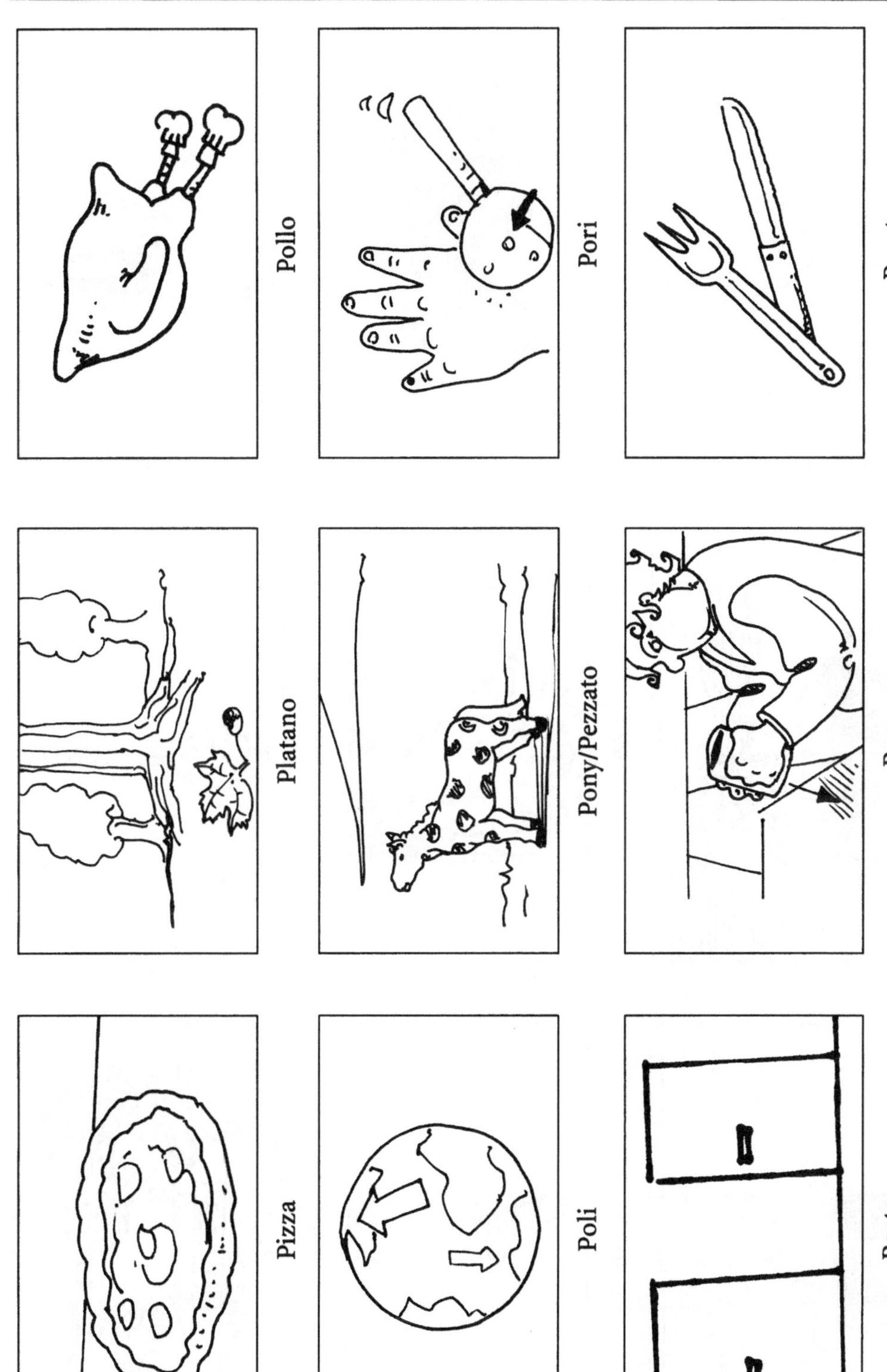

Pollo
Pori
Posate
Platano
Pony/Pezzato
Posa
Pizza
Poli
Porte

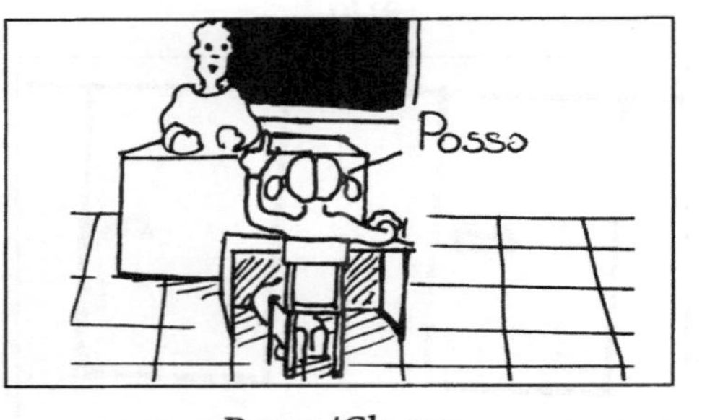

Posso/Classe

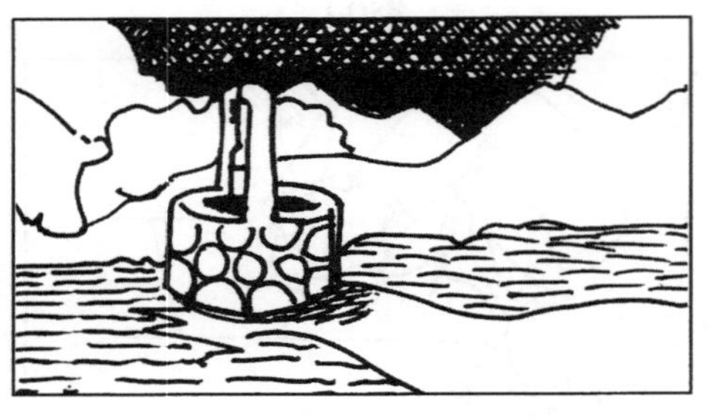

Pozzo

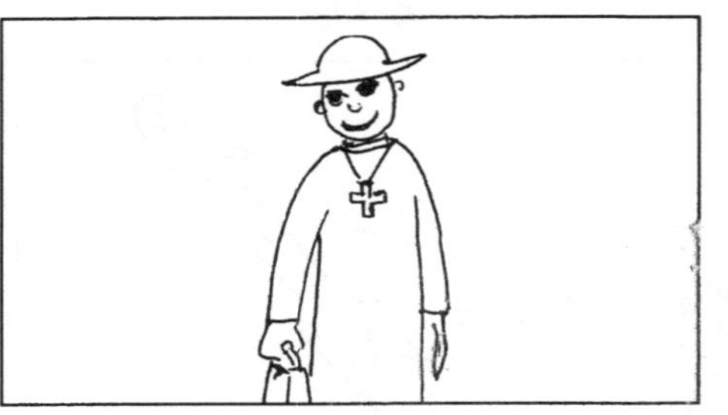

Prete

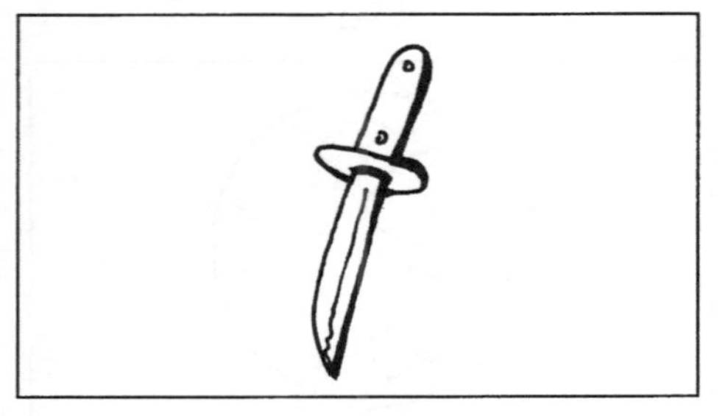

Pugnale

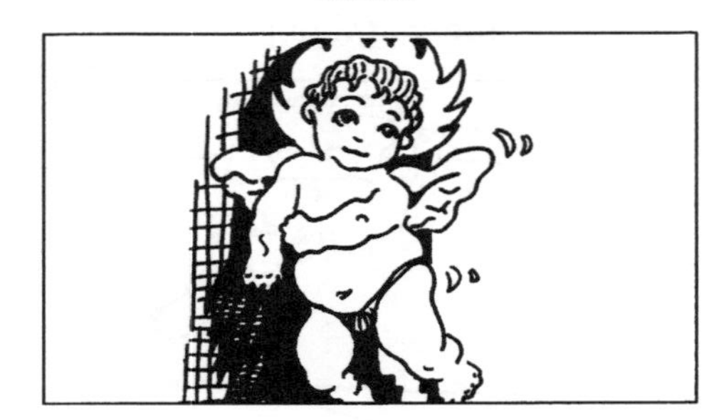

Putto

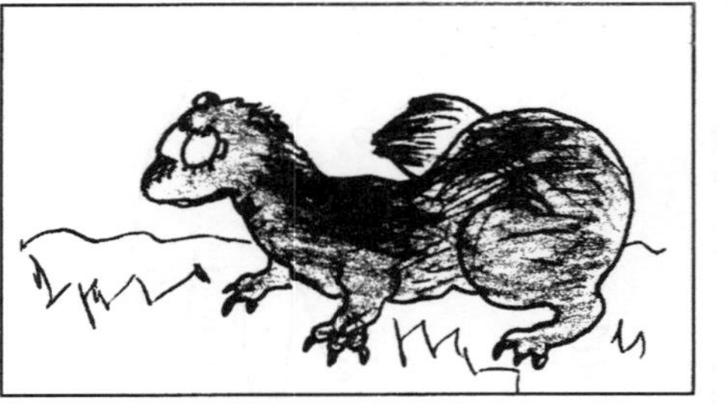

Puzzola

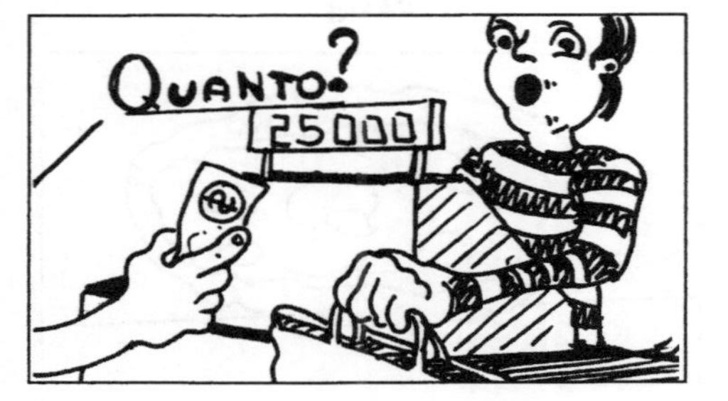

Quanto

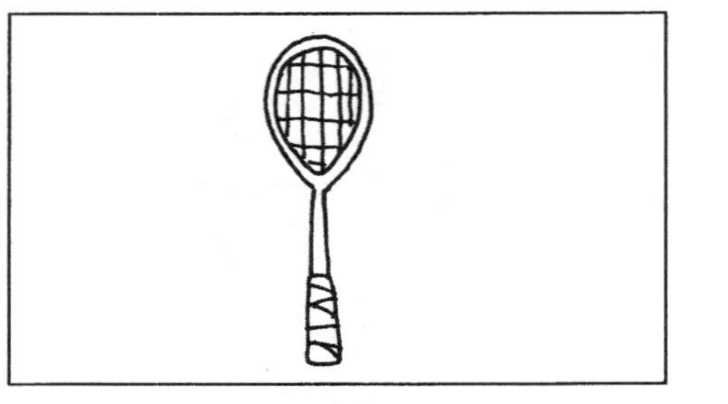

Racchetta

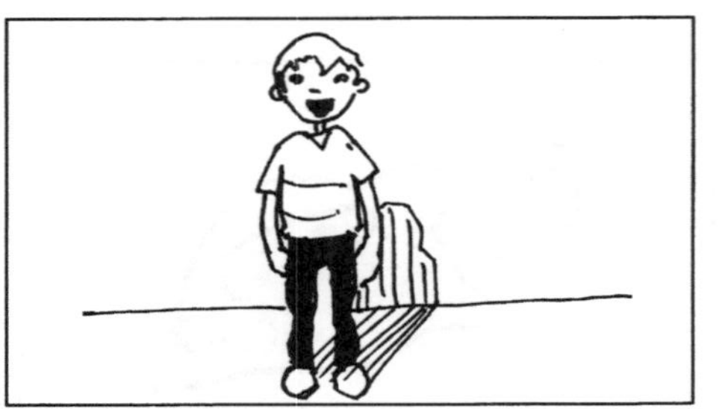

Ragazzo

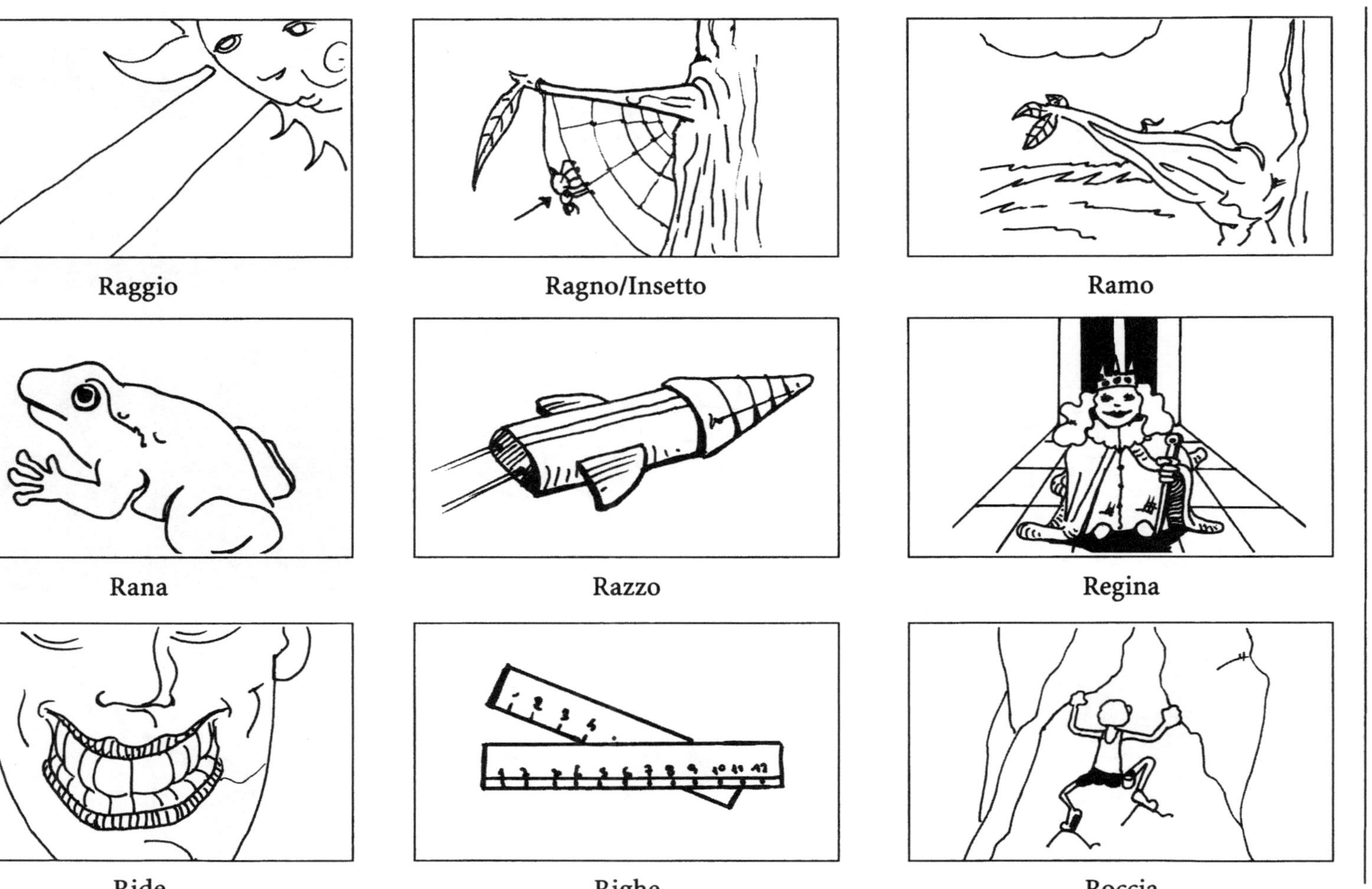

Raggio

Ragno/Insetto

Ramo

Rana

Razzo

Regina

Ride

Righe

Roccia

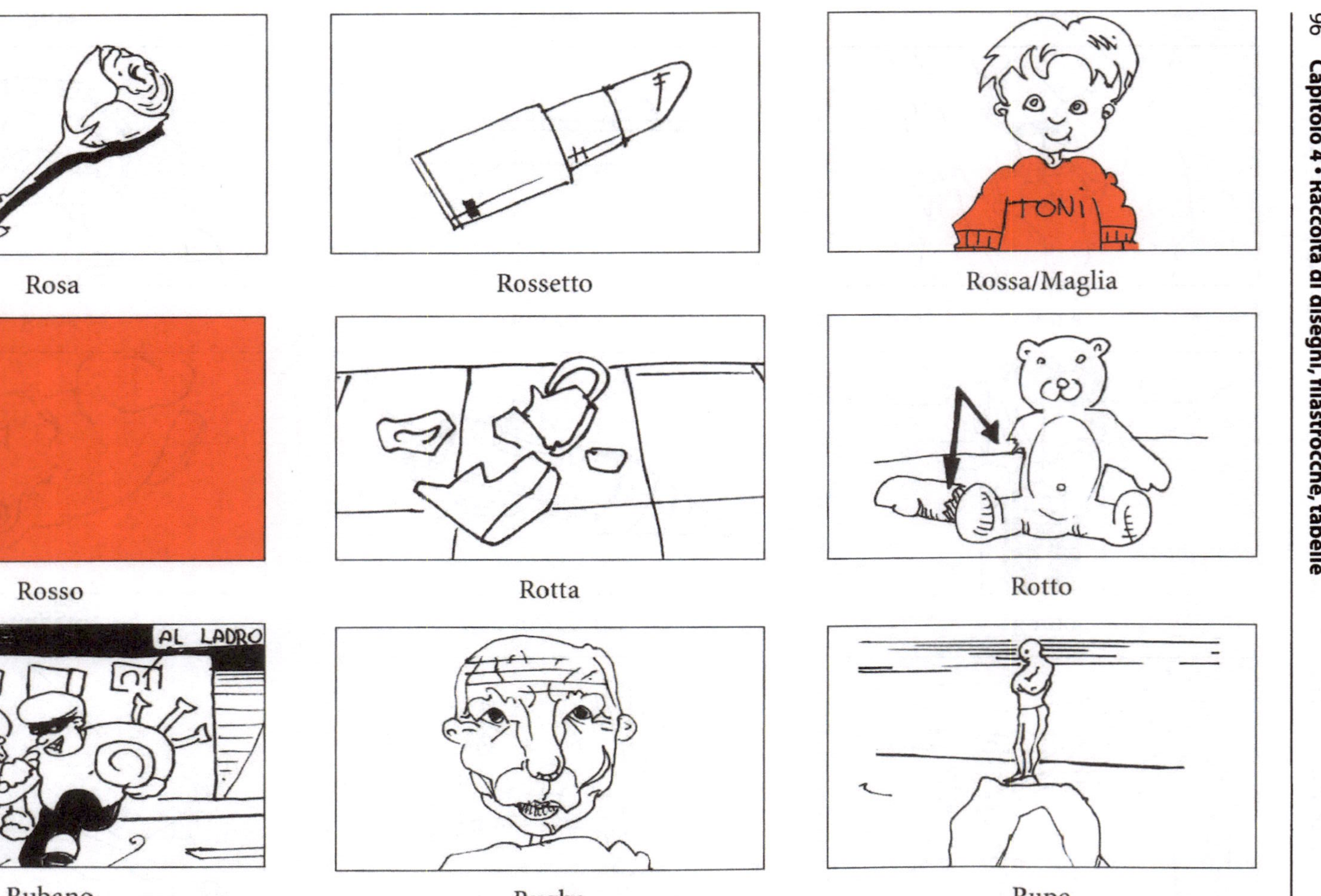

Rosa

Rossetto

Rossa/Maglia

Rosso

Rotta

Rotto

Rubano

Rughe

Rupe

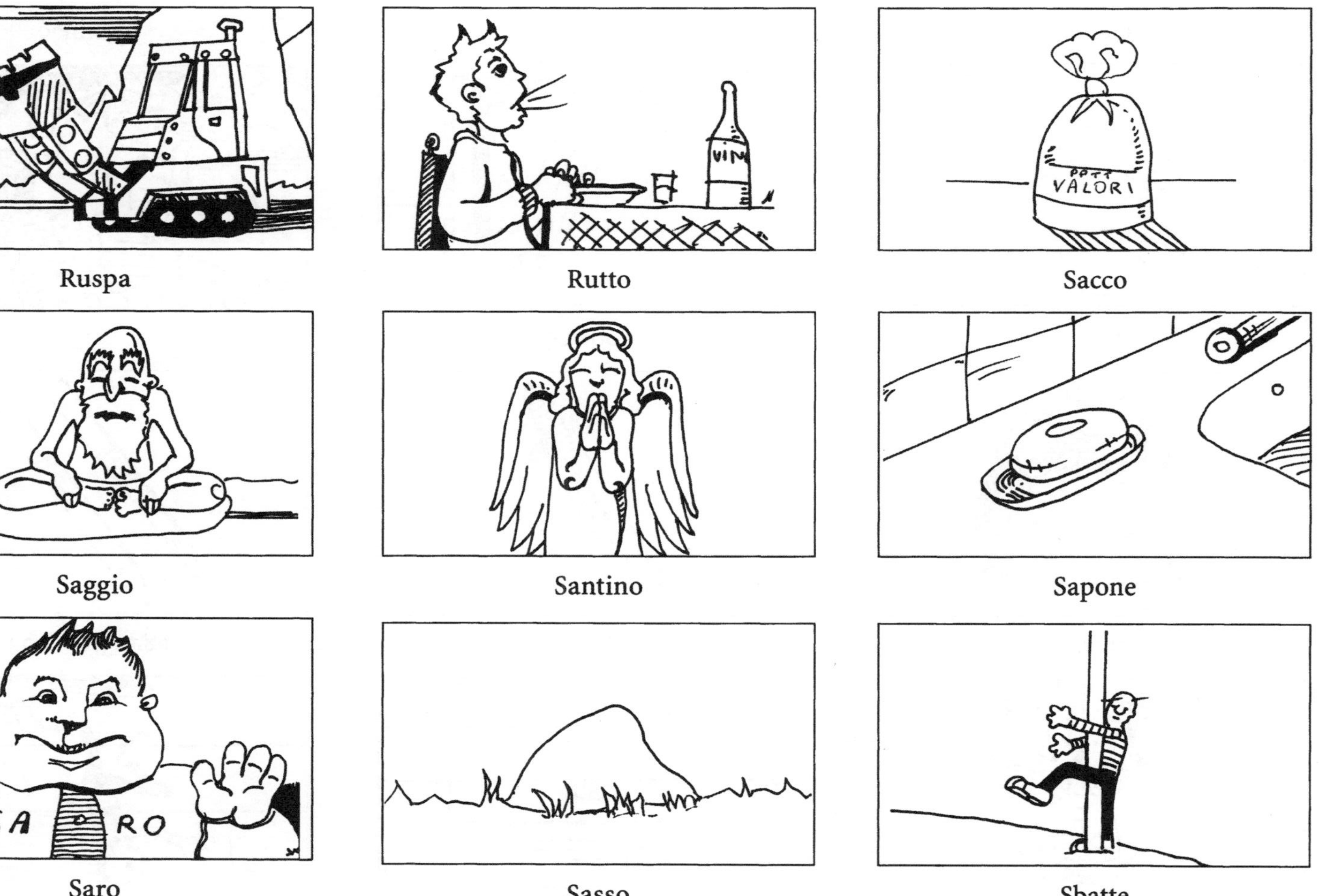

Ruspa

Rutto

Sacco

Saggio

Santino

Sapone

Saro

Sasso

Sbatte

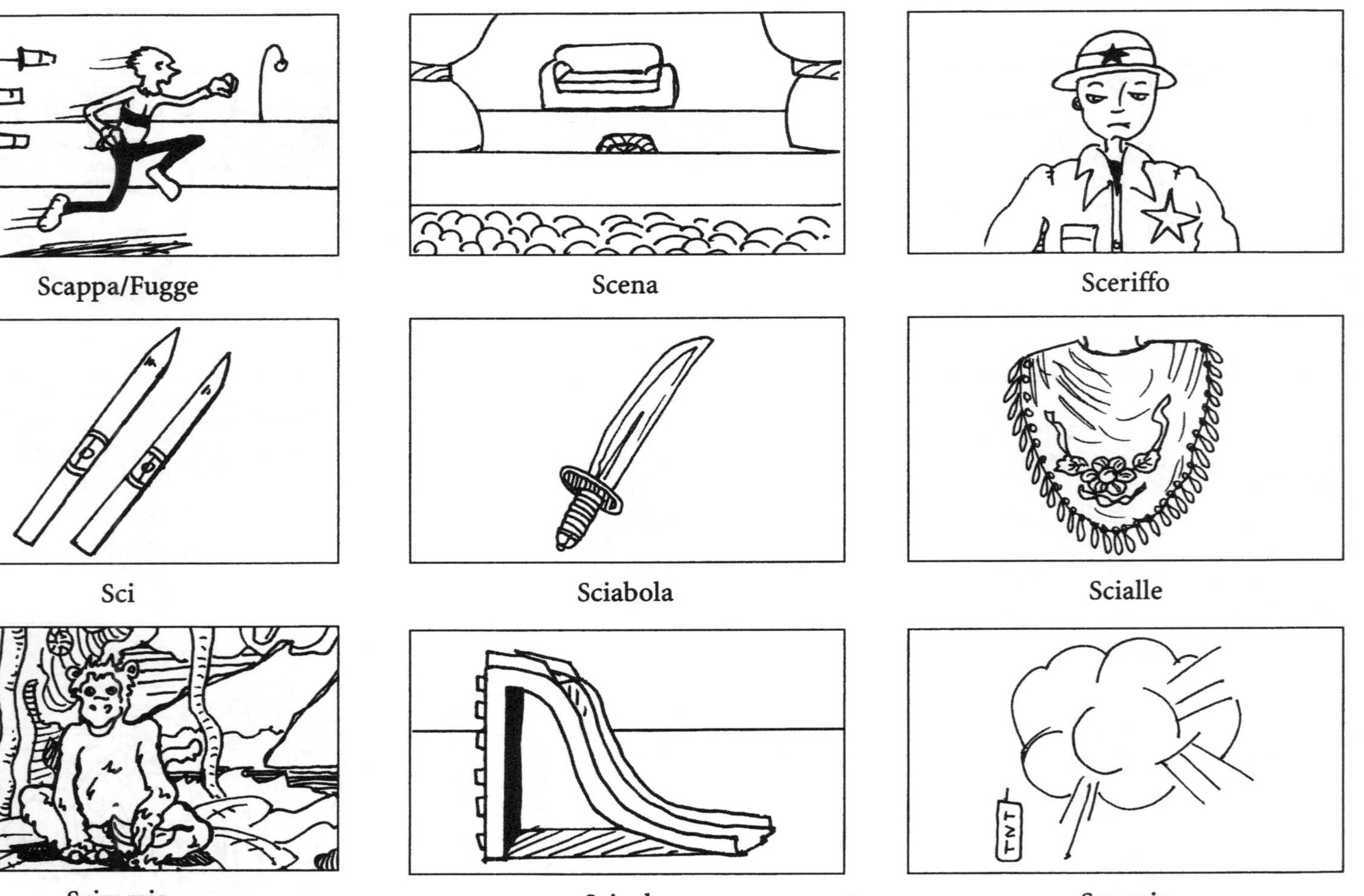
Scappa/Fugge
Scena
Sceriffo
Sci
Sciabola
Scialle
Scimmia
Scivolo
Scoppia
TNT

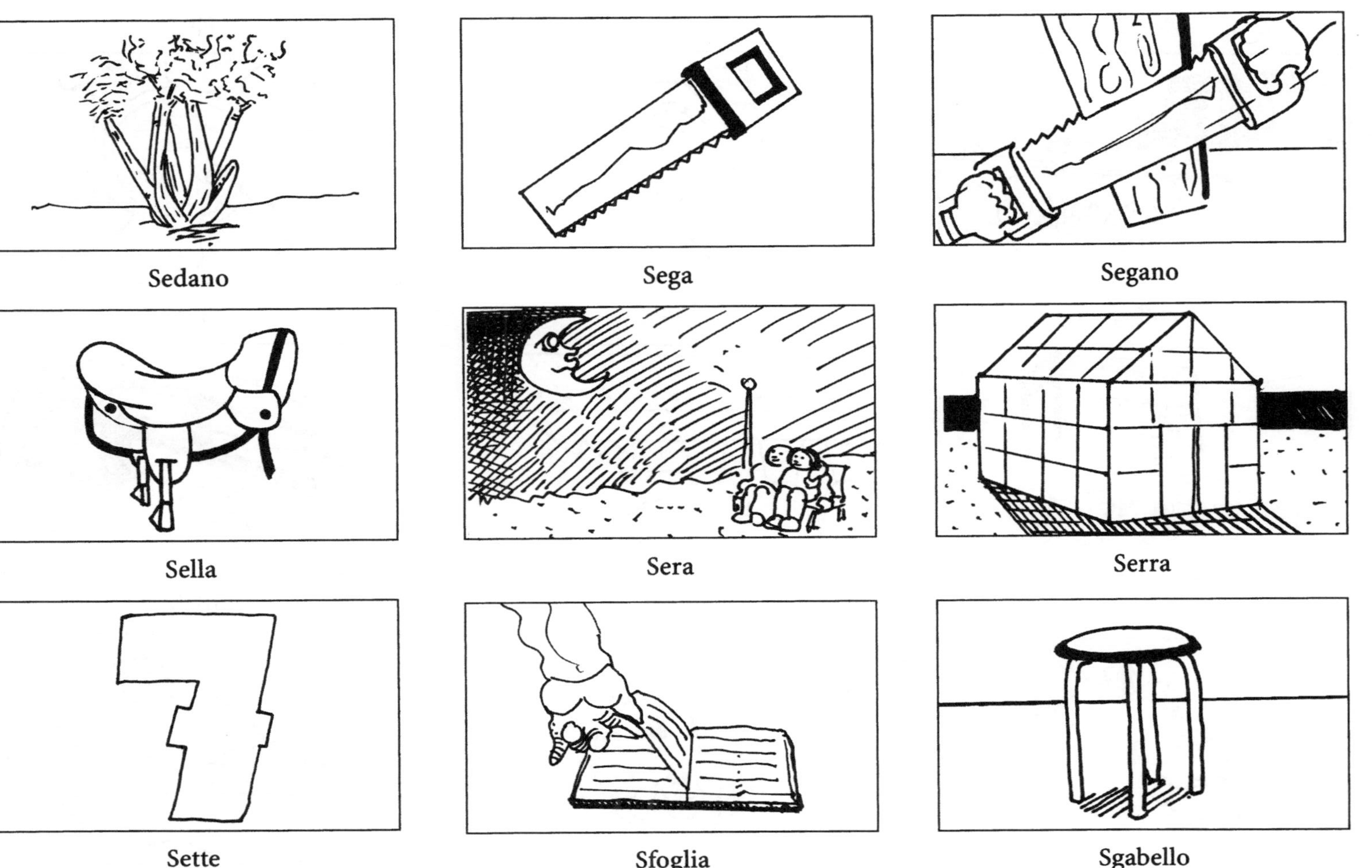
Sedano
Sega
Segano
Sella
Sera
Serra
Sette
Sfoglia
Sgabello

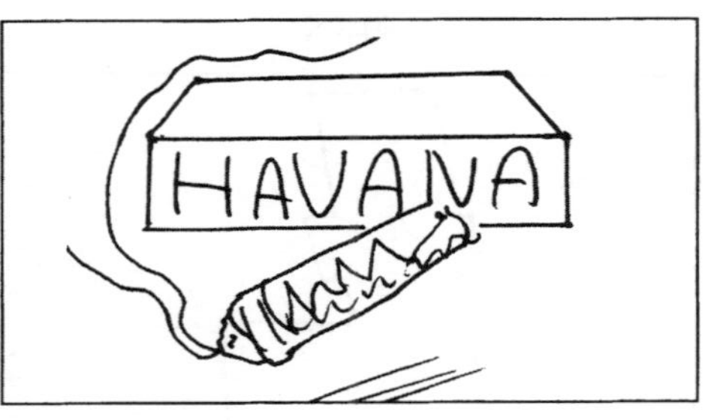

Sigaro

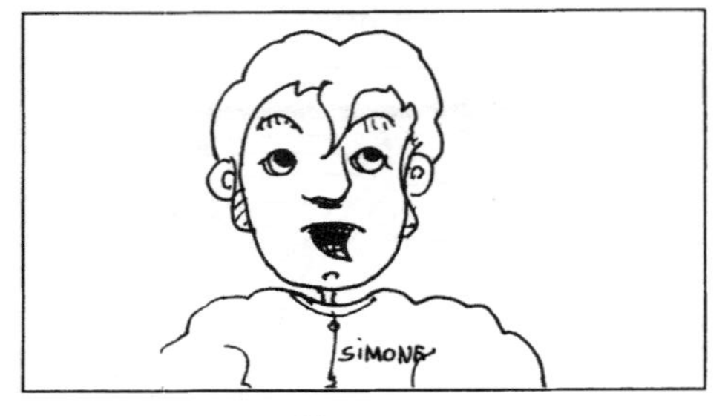

Simone

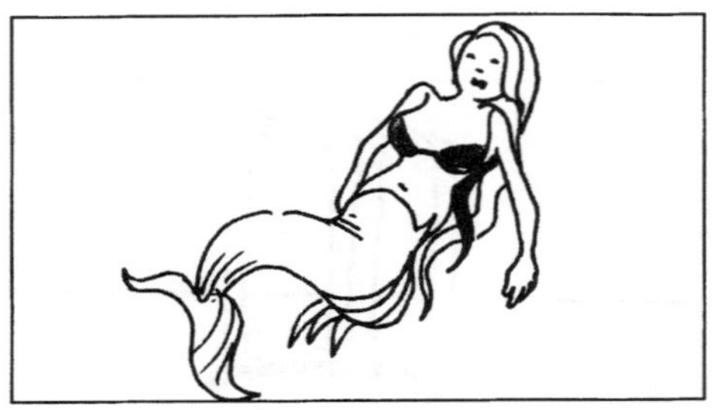

Sirena

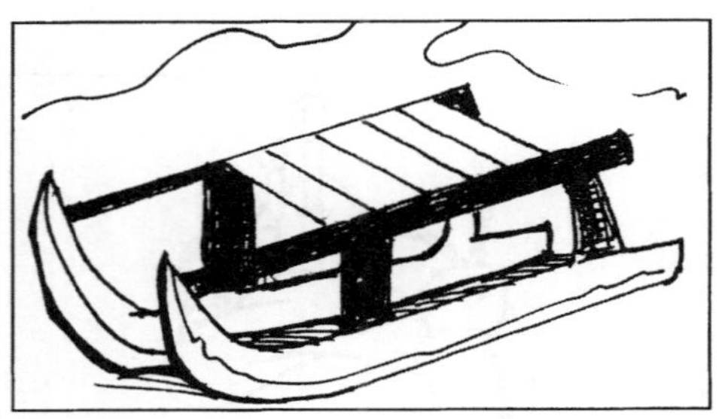

Slitta

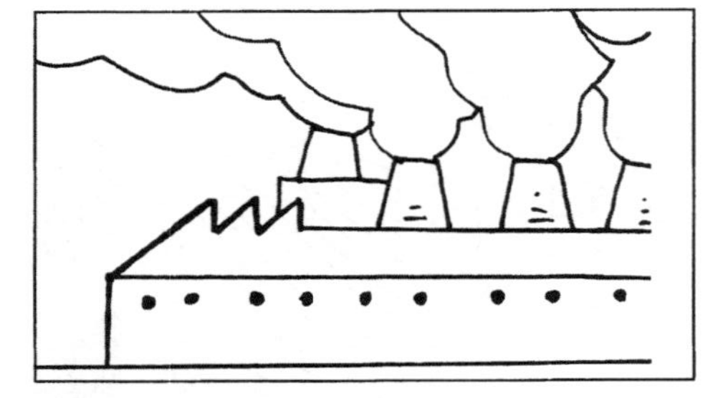

Smog

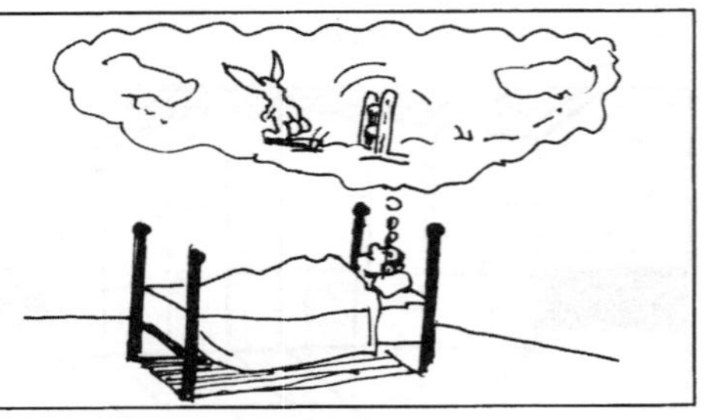

Sogna

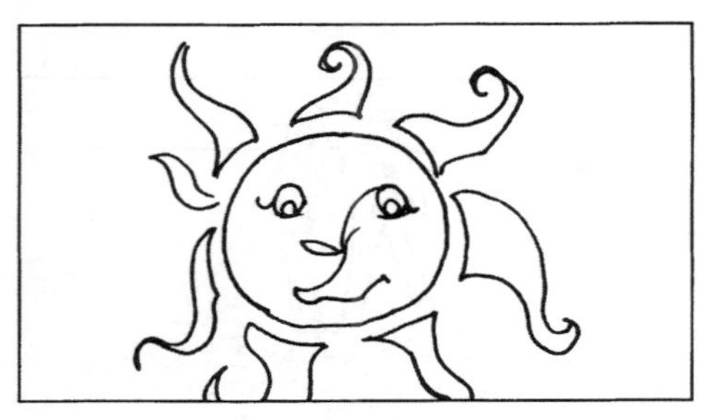

Sole

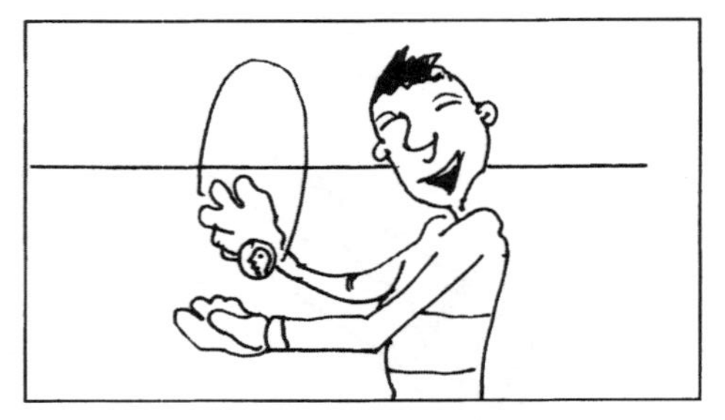

Sorte

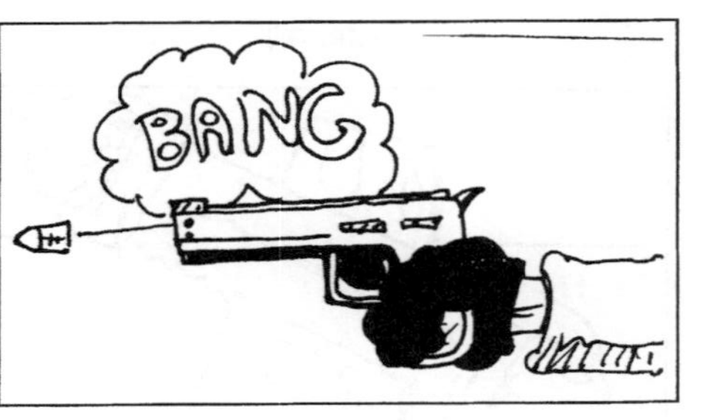

Spara

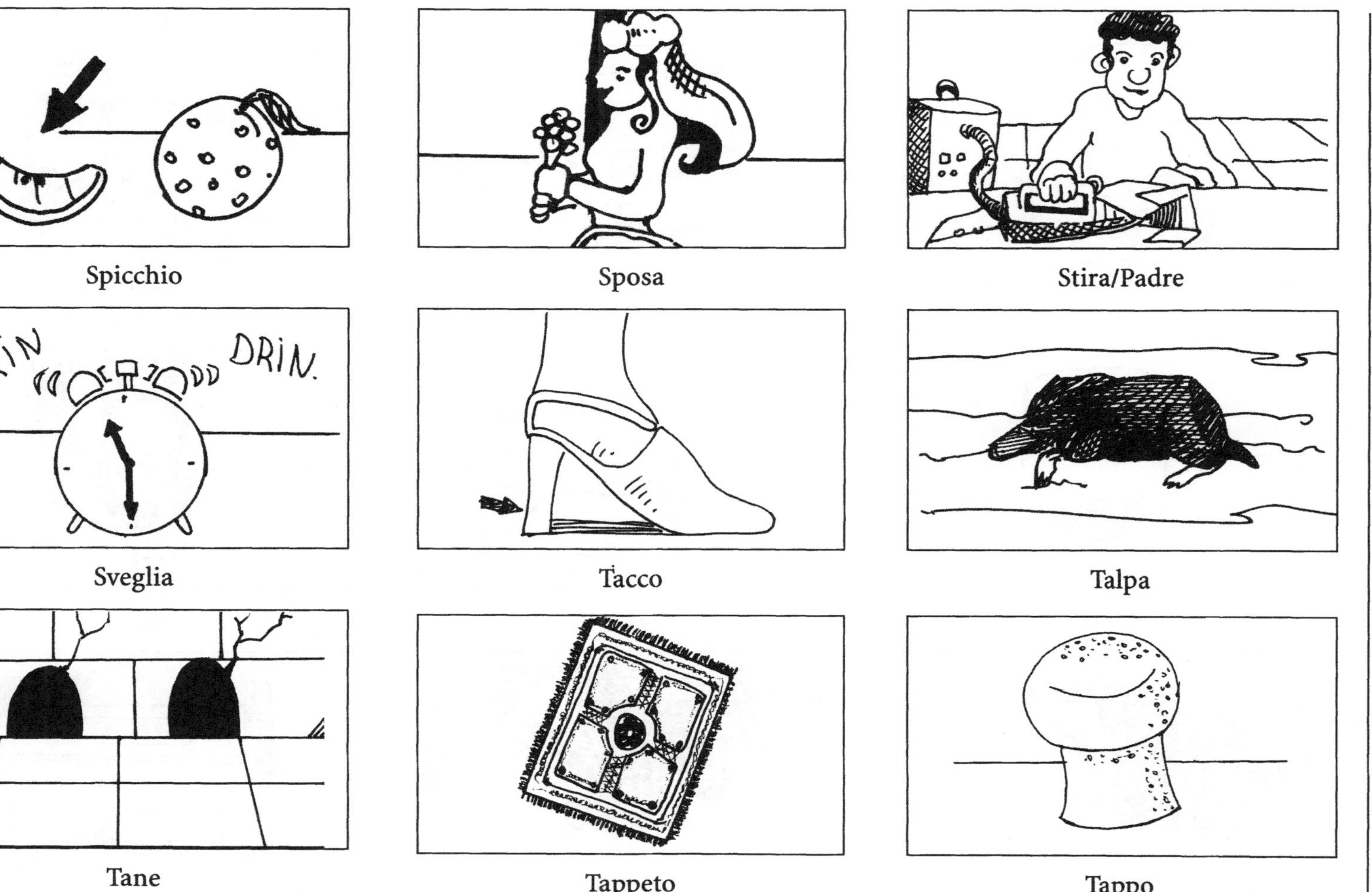

Spicchio

Sposa

Stira/Padre

Sveglia

Tacco

Talpa

Tane

Tappeto

Tappo

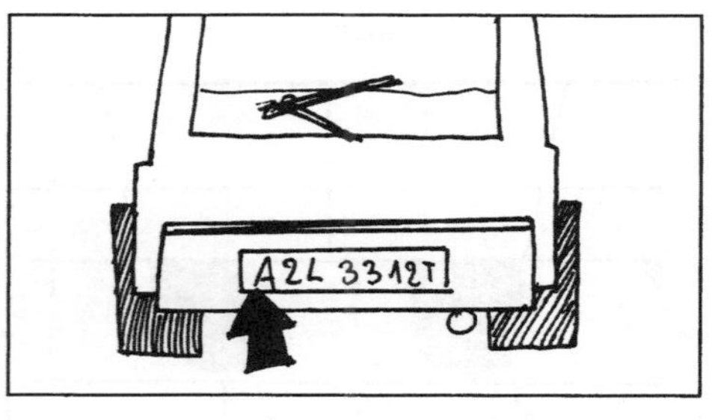

Targa

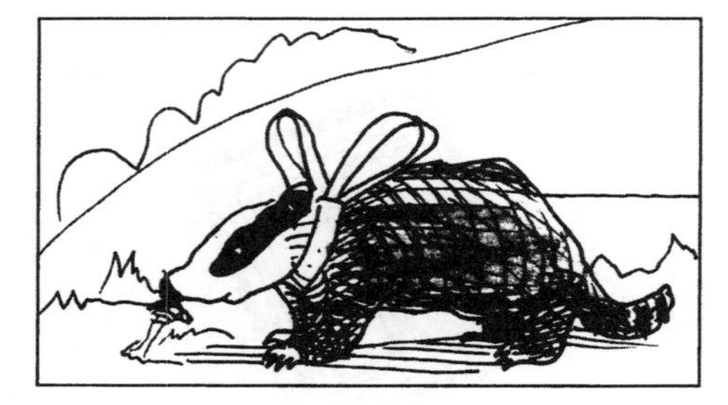

Tassa

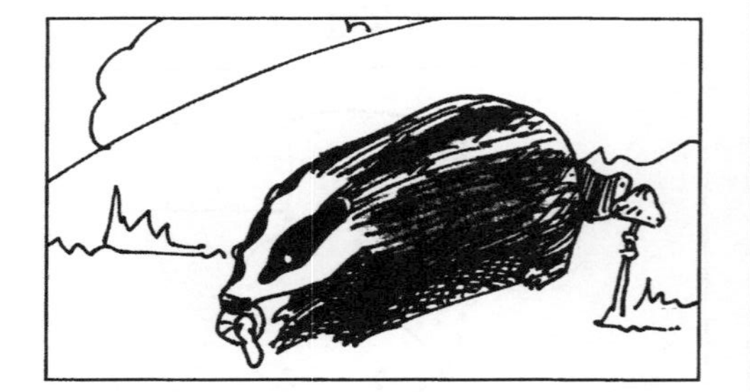

Tasso

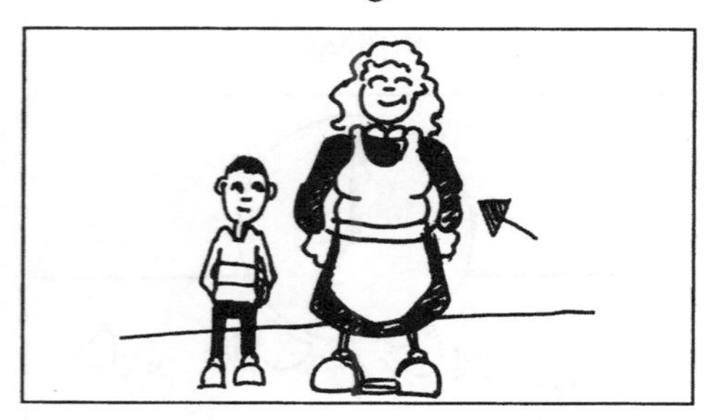

Tata

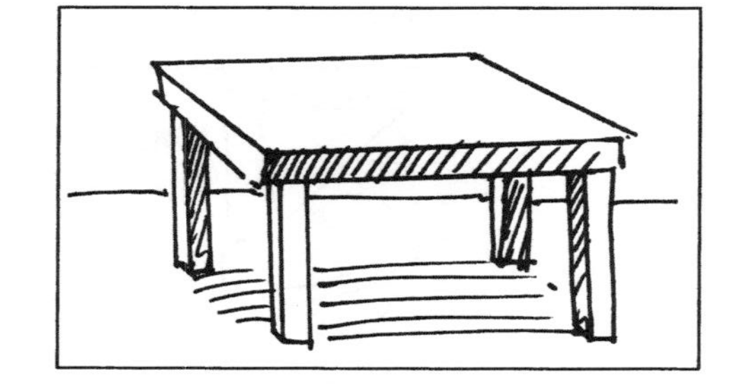

Tavolo

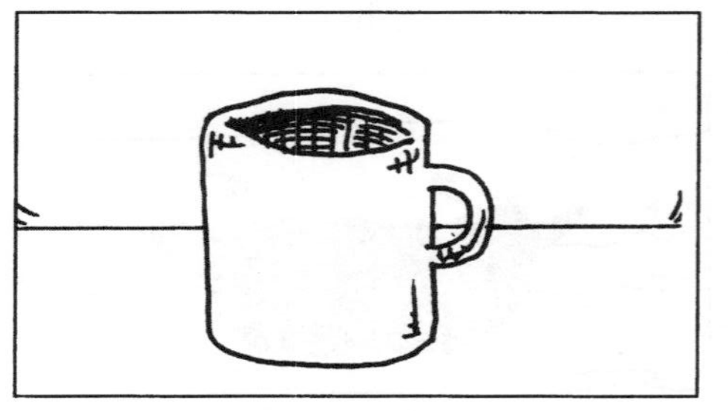

Tazza

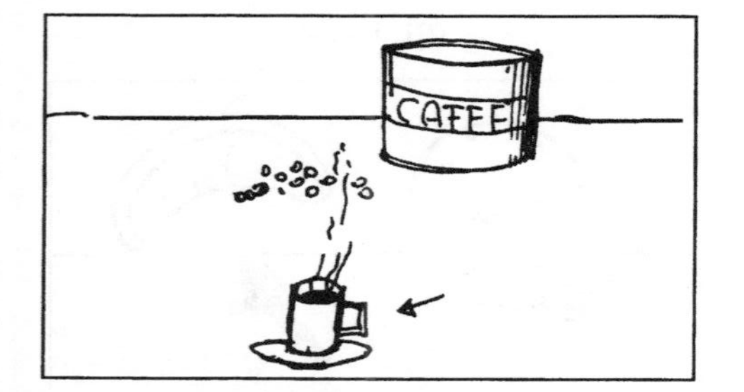

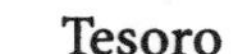

Tazzina

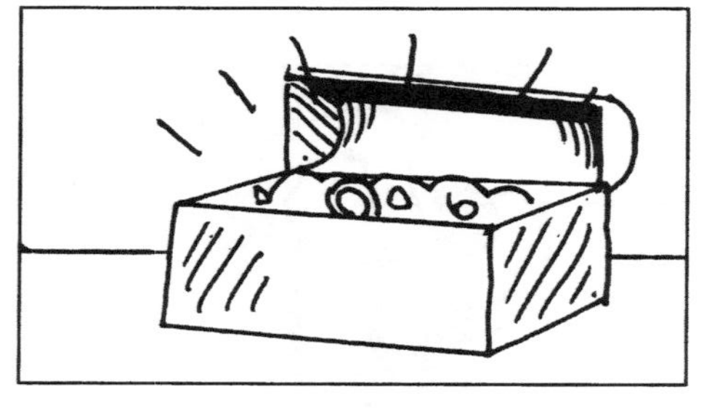

Tesoro

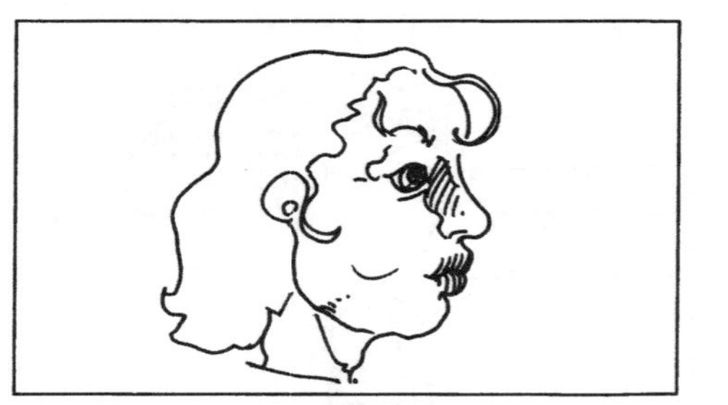

Testa

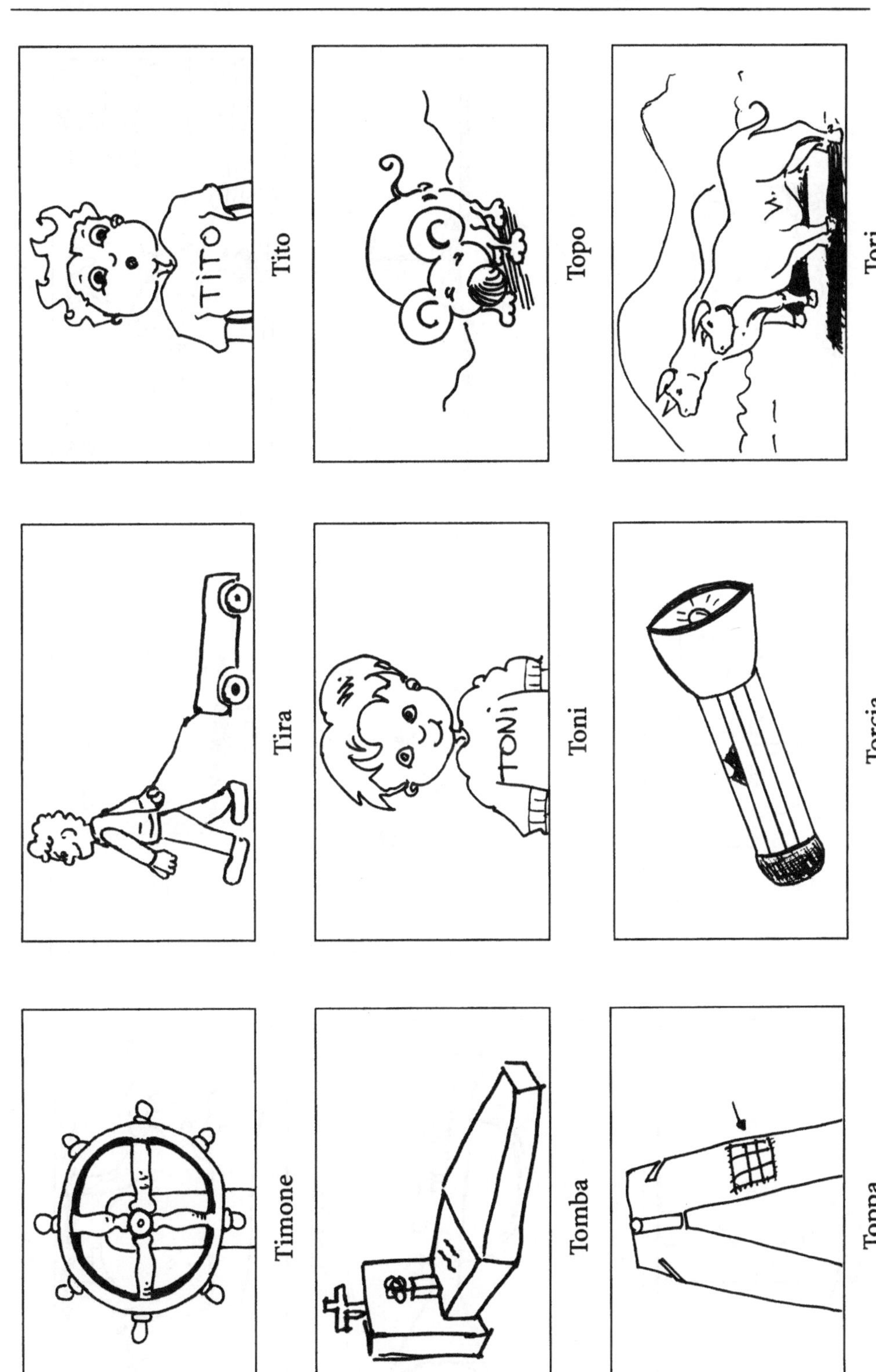
Tito
Topo
Tori
Tira
Toni
Torcia
Timone
Tomba
Toppa

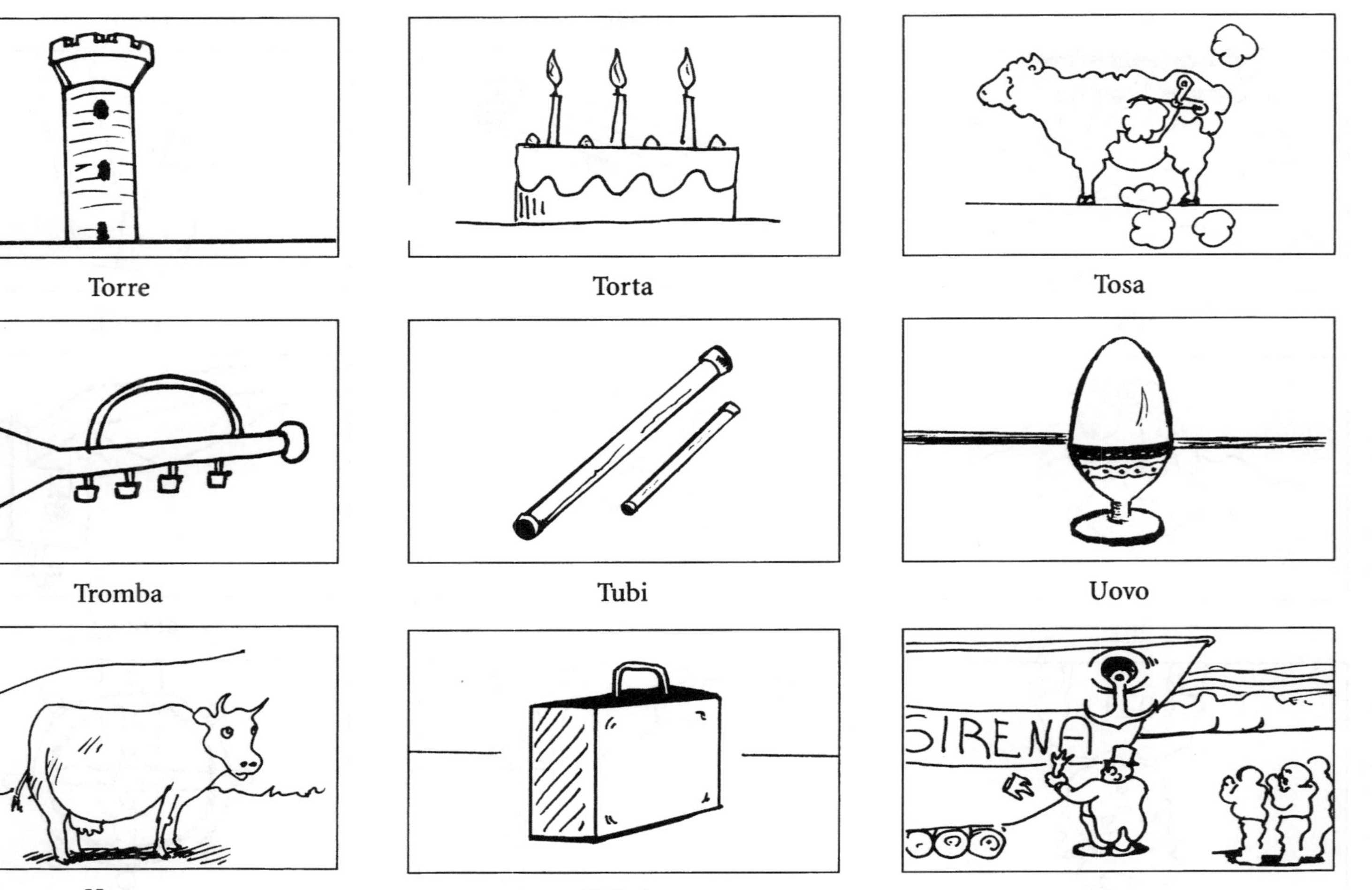
Torre
Torta
Tosa
Tromba
Tubi
Uovo
Vacca
Valigia
SIRENA
Varo

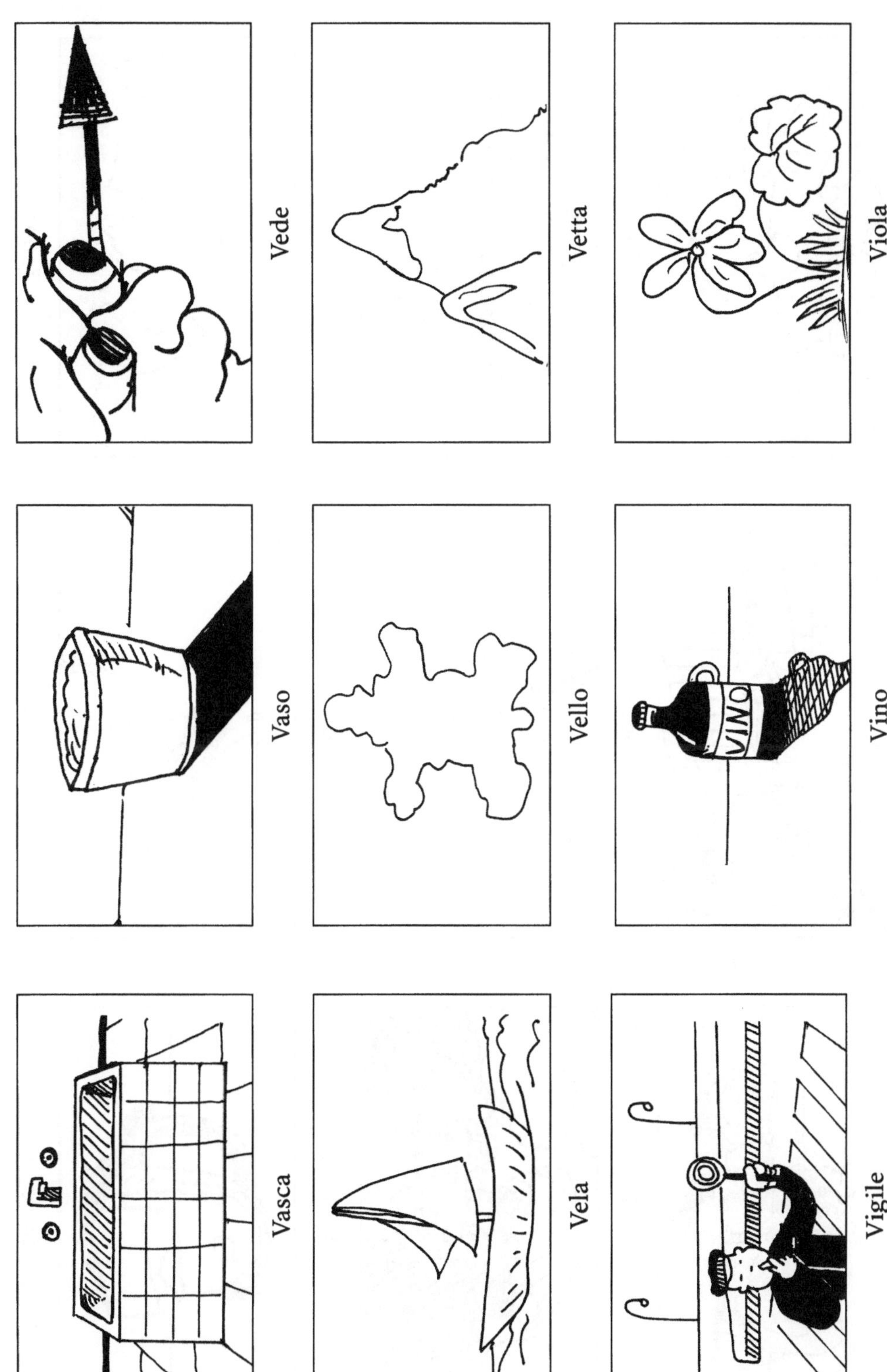
Vede
Vetta
Viola
Vaso
Vello
Vino
Vasca
Vela
Vigile

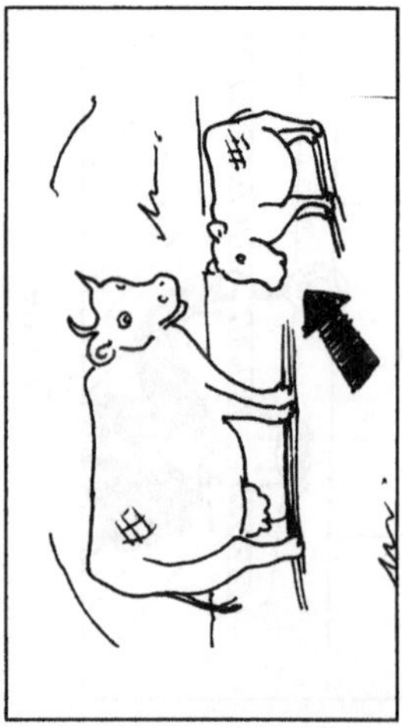

Vola

Vuoi

Zappa

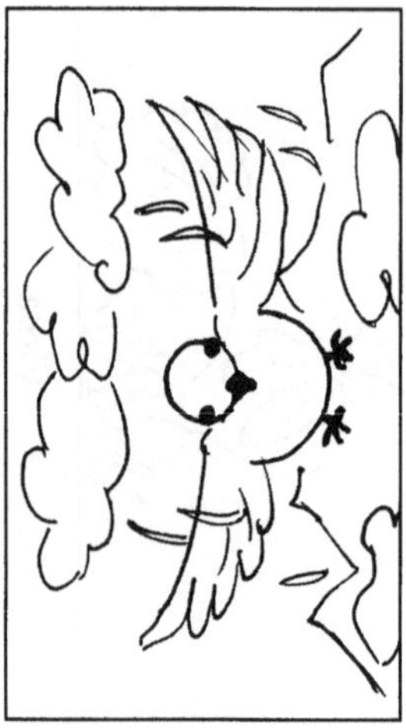

Voglia

Voto

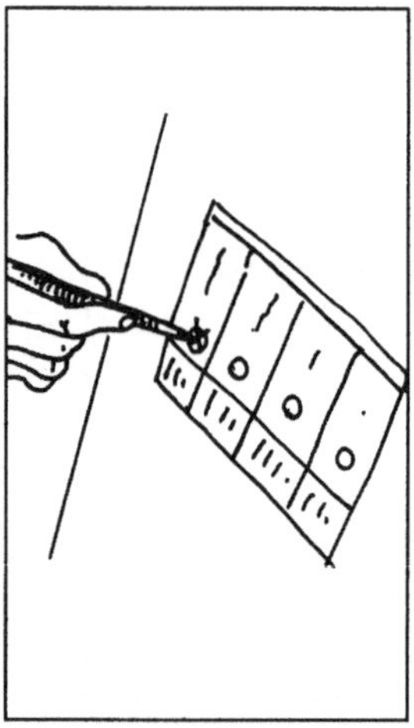

Zanzara

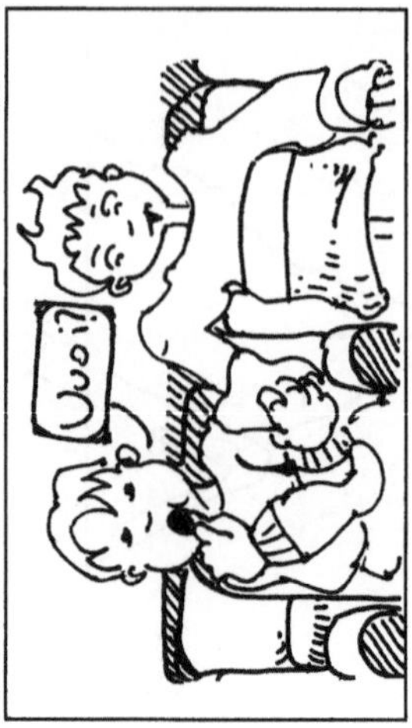

Vitello

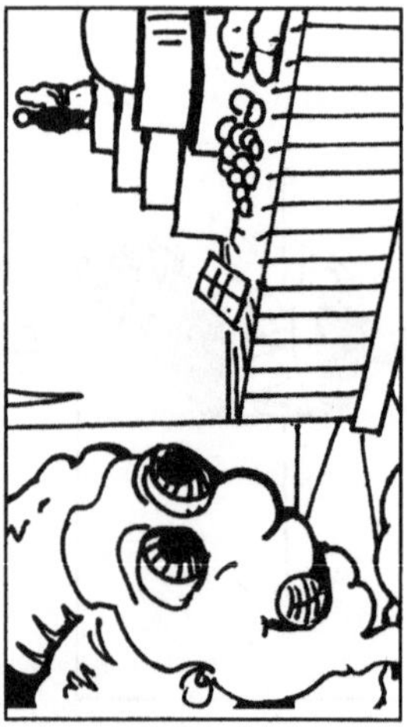

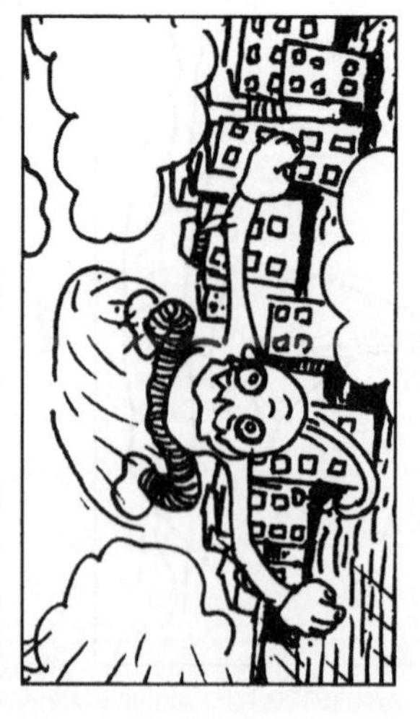

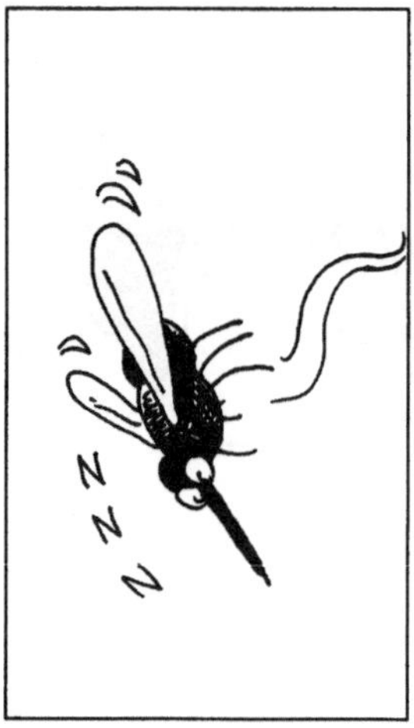

Volo

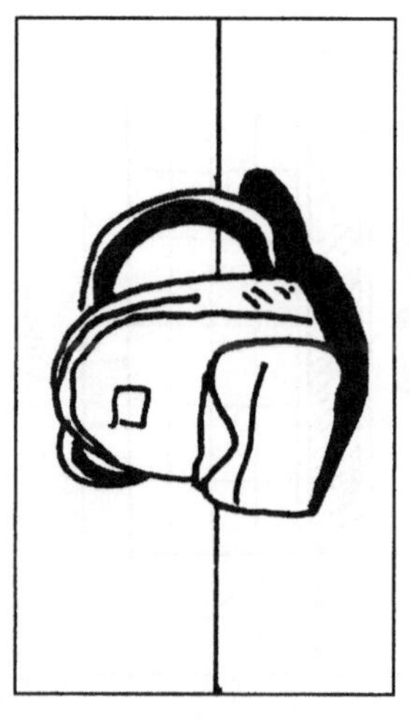

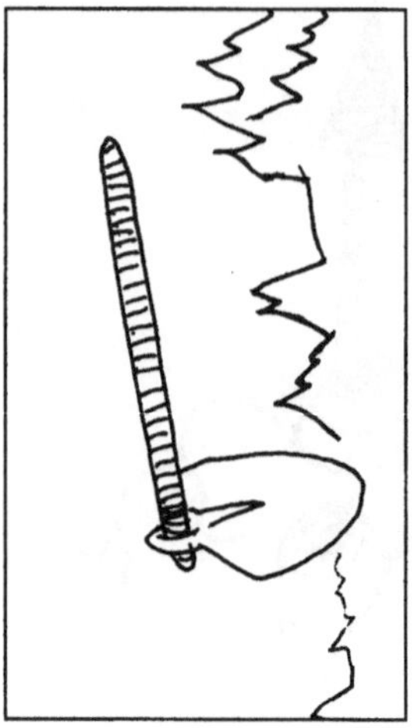

Zaino

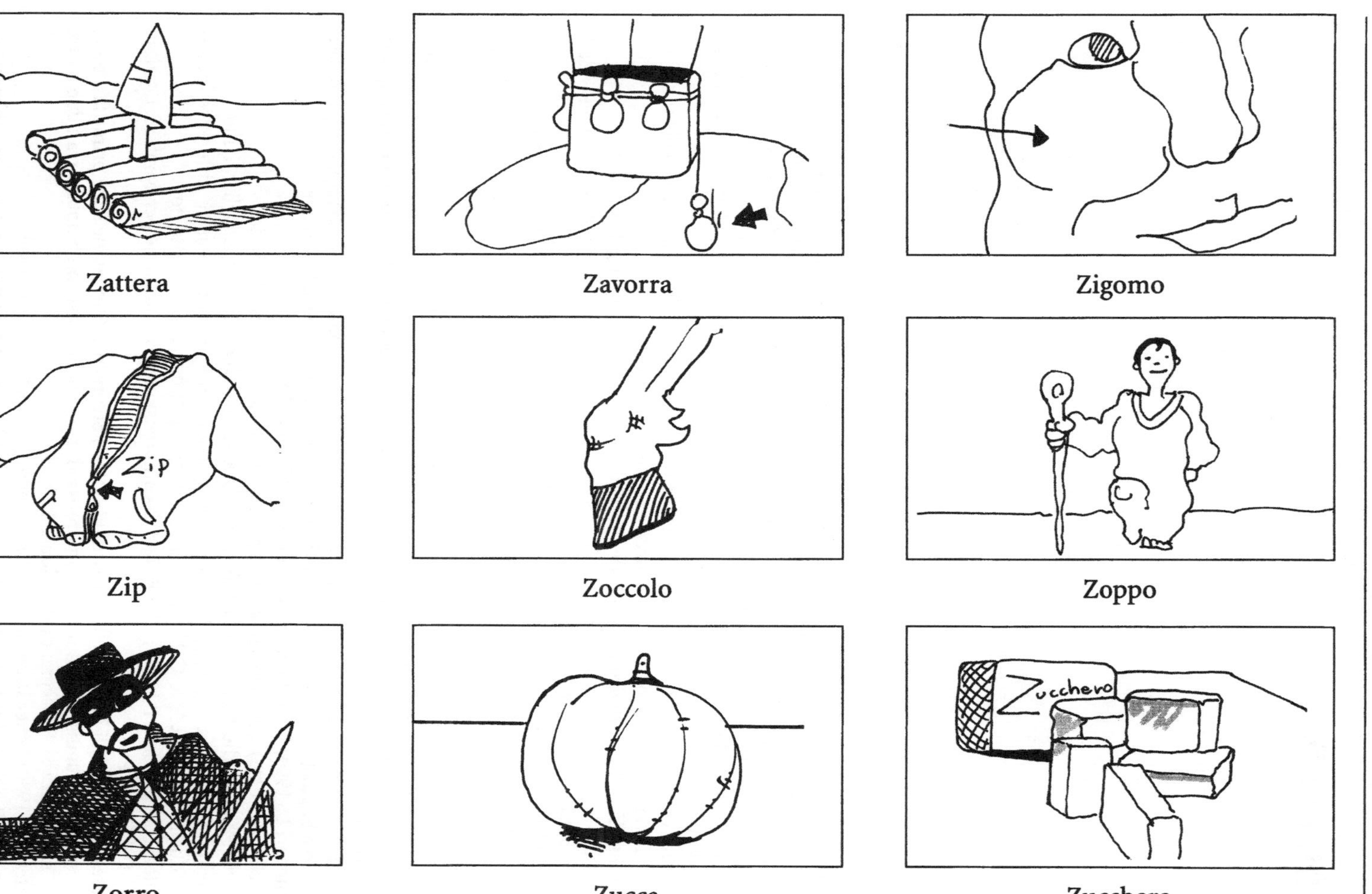
Zattera
Zavorra
Zigomo
Zip
Zoccolo
Zoppo
Zorro
Zucca
Zucchero

Bibliografia

Anolli L, Scurati C (eds) Il bambino segno simbolo, parola. Franco Angeli, Milano

Bates E, Benigni L, Bretherton I, Camaioni L, Volterra V (1979) Dal gesto alla prima parola: lo sviluppo cognitivo e comunicativo tra i nove e i tredici mesi di vita. Età Evolutiva 2:55-74

Bortolini U (1994) Aspetti evolutivi nella percezione dei suoni linguistici. Atti Convegno FLI

Bortolini U, Sacerdoti L (1986) Disturbi dell'articolazione e fonologici. ACTA Phoniatrica Latina 8:4

Bortolini U (1993) Indici diagnostici del disordine fonologico. Quaderni del Centro di Studio per le Ricerche di Fonetica, C.N.R. Libreria Progetto, Padova

Bortolini U (1991) L'analisi dei tratti distintivi dei fonemi. Libreria Progetto, Padova

Bortolini U (1995) Manuale P.F.L.I. (Prove per la Valutazione Fonologica del Linguaggio Infantile) Edit Master, Padova

Bortolini U (1995) I Disordini Fonologici. In: Sabbadini G (ed) Manuale di Neuropsicologia dell'Età Evolutiva. Zanichelli, Bologna

Bortolini U (1995) Lo Sviluppo Fonologico. In: Sabbadini G (ed) Manuale di Neuropsicologia dell'Età Evolutiva. Zanichelli, Bologna

Bruner J (1987) Il linguaggio del bambino. Come il bambino impara ad usare il linguaggio. Armando Editore, Roma

Camaioni L, Volterre V, Bates E (1986) La comunicazione nel primo anno di vita. Boringhieri, Torino

Camaioni L, Caselli M C, Volterra V, Luchenti S (1992) Questionario sullo sviluppo comunicativo e linguistico nel secondo anno di vita. Organizzazioni Speciali, Firenze

Canepari L (1979) Introduzione alla Fonetica. Einaudi, Torino

Caselli MC (1983) Gesti comunicativi e prime parole. Età Evolutiva 16:36-51

Caselli MC, Casadio P (1995) Il primo vocabolario del bambino. Franco Angeli, Milano

Caselli MC, Volterra V (1999) Acquisire il linguaggio: competenze di base e differenze individuali. In: Pontecorvo C, Manuale di psicologia dell'Educazione. Il Mulino

Chilosi AM, Cipriani P (1995) TCGB. Test di comprensione grammaticale per bambini. Edizioni Del Cerro, Pisa

Devescovi A, Caselli MC, Ossella T, Alvigi FG (1992) Strumenti di indagine sulle prime fasi dello sviluppo linguistico: risultati di una prova di ripetizione frasi con bambini fra i due e i tre anni e mezzo. Rassegna di Psicologia 2:29-54

Leiter RG (1980) Leiter International Performance Scale. W.P.S. Los Angeles

Leonard LB, Sabbadini L (1995) Bambini con disturbo specifico del linguaggio. In: Sabbadini G (ed) Manuale di Neuropsicologia dell'Età Evolutiva. Zanichelli, Bologna

Lloyd MD, Leotta MD Peabody (PPVT-R). Test di vocabolario recettivo. In: Stella G (ed). Omega Edizioni, Torino

Kirk SA, McCarthy JJ, Kirk WD I.T.P.A Illinois Test of Psycholinguistic Abilities. Traduzione, adattamento e standardizzazione per la lingua italiana: Nardocci F, Stella G, Ferrari E, Gibertoni M, Ciotti F, Papperini R. Omega Edizioni, Torino

Margheriti M, Sabbadini G (1995) L' iperattività e i disturbi dell'attenzione. In: Sabbadini G (ed) Manuale di Neuropsicologia dell'Età Evolutiva. Zanichelli, Bologna

Mioni AM (1986) Aspetti fonetici della comunicazione. In: Croatto L (ed) Trattato di foniatria e logopedia vol. III. La Garangola

Raven JC (1984) Manuale di istruzione delle Matrici Progressive Colore. Organizzazioni Speciali, Firenze

Rustioni Metz LD (1994) Prova di valutazione della comprensione linguistica. Organizzazioni Speciali, Firenze

Sabbadini L, De Cagno AG, Michelazzo L, Vaquer MLP (2000) Il disordine fonologico nel bambino con disturbi del linguaggio. Springer, Milano

Sabbadini L, Leonard LB (1995) Criteri per la valutazione dei disturbi del linguaggio. In: Sabbadini G (ed) Manuale di Neuropsicologia dell'Età Evolutiva. Zanichelli, Bologna

Sabbadini L, Sabbadini G (1996) Guida alla Riabilitazione Neuropsicologica in Età Evolutiva. Franco Angeli, Milano

Tagliavini C, Mioni AM (1983) Cenni di trascrizione fonetica dell'italiano. Pàtron Editore, Bologna

Utzigiris I C, Hunt J Mc V (1975) La valutazione nella prima infanzia. La Nuova Italia, Firenze

Vender C, Borgia R, Cumer Bruno S, Freo P, Zardini G (1981) Un test di ripetizione frasi. Analisi delle performances di bambini normali. Neuropsichiatria Infantile, 243-244: 819-831

Vygotskij LS (1968) Pensiero e linguaggio. Giunti-Barbera, Firenze

Vygotskij LS (1973) Lo sviluppo psichico del bambino. Editori Riuniti, Roma